AF411389

Docteur CAUFEYNON

ORGASME

SENS GÉNITAL

PHYSIOLOGIE COMPARÉE DE L'AMOUR SENSUEL
DANS L'HOMME ET LA BÊTE

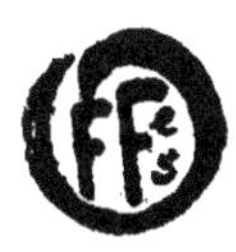

PARIS

CHARLES OFFENSTADT, ÉDITEUR

39, Rue de Trévise, 39

L'ORGASME ET SENS GÉNITAL

Physiologie comparée de la Volupté

DANS L'HOMME ET DANS LES ANIMAUX

*Sensibilité physique et morale de l'Homme
et de la Femme*

DOCTEUR CAUFEYNON

ORGASME

Sens génital

Jadis et aujourd'hui

PHYSIOLOGIE COMPARÉE DE L'AMOUR SEXUEL DANS L'HOMME ET LA BÊTE

Sensibilité physique et morale sous le rapport des sexes

LA VOLUPTÉ A TRAVERS LES AGES

ses formes naturelles et ses artifices

PARIS

CHARLES OFFENSTADT, ÉDITEUR

39, RUE DE TRÉVISE, 39

1903

PREFACE

PRÉFACE

Tous les êtres organisés, étant le résultat de la génération, tirent leur existence de l'amour, c'est le principe de leur vie, et plus ils transmettent cette passion à de nouvelles créatures dans l'acte de la propagation, plus ils épuisent le fond de leur vie propre.

Chez les végétaux et les animaux imparfaits qui réunissent les deux sexes, pour l'ordinaire, et même les espèces qui n'ont aucun organe mâle ou femelle, la reproduction semble n'être qu'une simple prolongation de l'existence ; l'amour en eux paraît froid, c'est un acte mécanique qui n'offre aucune trace de passion.

Parmi les races plus parfaites et à sexes séparés, on observe déjà une recherche mutuelle de désirs réciproques, un sentiment manifeste de l'amour à certaines époques de leur existence, soit de l'année. Mais c'est principalement parmi les espèces d'animaux à sang chaud, que la sensibilité étant plus exaltée, l'expression de l'amour devient plus ardente ; c'est la volupté qui règne !

Or l'espèce humaine étant, à cause du grand développement de son système nerveux, la plus profondément sensible, les rapports de ses sexes entre eux doivent être plus étendus, plus complets, plus fréquents, plus intimes, que chez toute autre espèce d'êtres organisés. Mais ici, la loi d'amour cesse d'être une obligation, sans cesser d'être une force, sa force même s'accroît de tous les charmes du sentiment et du beau, c'est ce qui fait que l'homme élevé préfère les qualités de l'âme aux avantages du corps, mais ce noble sentiment finit toujours par un acte animal.

Il appartient donc au premier des êtres de la création, au plus intelligent et au plus sensible, d'être le plus amoureux et peut-être aussi le plus voluptueux, car l'amour est d'autant plus ardent, plus enflammé, qu'on est plus sensible.

C'est ainsi que les oiseaux, dont l'organisation présente un caractère de si grande énergie, sont bien autrement amoureux que les reptiles et les poissons et autres races à sang froid.

L'amour, c'est le principe de vie ; le temps de la génération est le temps de la vie énergique.

Vivre n'est autre chose qu'aimer. Il ne faut pas prendre ici le mot amour, dans le sens qu'on lui donne communément ; non seulement l'homme et la femme aiment, mais le quadrupède, mais l'oiseau, mais le reptile, mais le poisson, mais le coquillage, mais l'insecte, enfin la plante, tout respire l'amour, tout ressent son pouvoir. Il n'y a point de corps sans production et par conséquent sans amour.

La volupté est l'essence de l'amour, c'est elle qui porte les êtres à se rechercher. Sans jouissance l'amour ne saurait exister, elle est l'attrait irrésistible que la nature a mis en tous les êtres constitués pour la reproduction. Si l'amour en tant que sentiment peut exister, cela ne saurait être longtemps, la volupté l'entraîne toujours vers l'acte animal !

Si la volupté a des attraits, elle a aussi ses horreurs, elle engendre souvent des abus et ces abus causent souvent sa mort, comme aussi de cuisants remords.

En étudiant les diverses attitudes des êtres dans leurs rapports sexuels, nous trouverons quels sont les plus voluptueux et les plus ardents, nous comparerons les divers types, comme aussi nous parlerons de la volupté à travers les âges et de ses résultats et des aberrations qu'elle a fait naître. Enfin nous étudierons le caractère passionnel de l'homme et de la femme et leurs dispositions respectives à la recherche de la volupté.

Docteur C***.

PRÉLIMINAIRES

PRÉLIMINAIRES

Avant d'aborder l'étude de la volupté, il nous paraît nécessaire de donner une description des organes qui la font naître ; c'est pourquoi nous exposons ici les formes extérieures de l'appareil génital des deux sexes, les éléments qui le composent et le *mécanisme* qui le fait agir.

La fonction qui a pour but la conservation de l'espèce a été pourvue, par la nature, d'un appareil spécial d'organes, destinés à être mis en action par un *stimulus* impérieux, irrésistible, auquel obéissent, même à leur insu, tous les êtres doués de la vie animale. Ce *stimulus* qui impressionne le sens génital, est instinctif, il est en rapport intime et permanent avec une série d'organes auxquels est dévolu le rôle d'éveiller, d'accroître et d'amener à leur maximum d'intensité l'ensemble des phénomènes qui constituent la sensibilité génitale. Phénomènes dont l'appétit génital est le premier degré et dont l'*orgasme voluptueux* est le point culminant.

Chez l'homme et chez les mammifères, l'organe de la copulation et du sens génital est la verge ou pénis, cet organe est toujours composé de deux parties bien distinctes qui présentent des différences de structure et d'organisation en rapport avec l'usage auquel elles sont destinées. Ces deux parties sont le corps caverneux et le gland.

A première vue le pénis paraît constitué seulement par la partie libre que l'on aperçoit pendant verticalement à l'état habituel en avant des bourses. En réalité, à cette première partie, fait suite une seconde, de longueur à peu près égale, cachée au milieu des parties molles. La partie libre et mobile de l'organe constitue la verge proprement dite. Pendant l'érection la direction de cette partie se modifie, elle se redresse vers l'abdomen.

L'extrémité antérieure de la verge est formée par une saillie, le gland, lequel est recouvert en tout ou en partie par une enveloppe cutanée, le prépuce.

Le corps caverneux du pénis constitue le foyer de l'érection, par laquelle l'organe acquiert cette turgescence, cette rigidité et cette sensibilité spéciale indispensable à l'accomplissement du coït.

Voici, d'après le docteur Jaccoud, quel serait l'acte compliqué de l'érection : « Une sensation visuelle ou tactile, un rêve ou un simple souvenir, provoque un premier acte réflexe, qui dilate les artères des appareils érectiles. Le sang déversé brusquement dans ces parties est arrêté dans les corps caverneux par la fermeture autoclave de leurs veines. En même temps le sang est versé en abondance dans le gland, mais comme il s'en échappe sans obstacle il n'y provoque qu'une simple turgescence et un vague désir de volupté ; bientôt les frottements répétés du gland appellent, par un nouvel acte réflexe, la contracture des muscles. Les veines de ces parties sont comprimées en même temps que le sang est refoulé d'arrière en avant. L'érection du gland est complète, l'orgasme vénérien à son apogée et un troisième acte réflexe, portant sur les vésicules séminales, provoque l'éjaculation. Alors les artères se resserrent et le sang accumulé dans les organes érectiles s'écoule par les voies normales. »

Le gland a la forme d'un cône tronqué, coupé obliquement à sa base, laquelle est implantée sur l'extrémité antérieure d'un cylindre, de telle sorte que son bord inférieur ou couronne, renversé en arrière, dépasse d'une manière sensible la circonférence du cylindre pénien. Le

gland se distingue anatomiquement de toutes
les autres parties de la verge par sa richesse
en vaisseaux et en nerfs, et par la distribution
de ces nerfs, sur une surface cutanée très délicate, où ils s'épanouissent pour recevoir directement les impressions existantes.

Les testicules sont deux corps glanduleux
de forme ovoïde, logés dans les bourses ou
scrotum, séparés l'un de l'autre par une cloison
nommée *dartos* et suspendus par des vaisseaux
spermatiques ; nous ne nous étendrons pas sur
ces organes, leur rôle étant absolument passif
dans l'orgasme vénérien.

Chez les animaux *monodactyles*, le pénis
est essentiellement caverneux, acquiert dans
l'érection un volume considérable, la tête très
grosse et fongiforme est circonscrite par un
bourrelet circulaire échancré inférieurement,
présente une protubérance qui fait saillie dans
le milieu (cheval, âne, etc.).

Dans les *didactyles* et le cochon, le pénis

est grêle, terminé en pointe spiroïde qui est dépourvue de corps caverneux ; et lorsque durant le relâchement il est retiré dans son fourreau, sa partie antérieure se replie en spirale.

Le pénis du taureau, dont le corps caverneux est plus considérable à la base, vers les racines que dans le reste de son étendue, est essentiellement ligamenteux, formé d'un tissu dense, serré, excessivement résistant.

Le pénis du chien, qui a une tête arrondie et circonscrite par un petit bourrelet, offre un mode particulier d'organisation. Intérieurement, il porte un os long, qui occupe environ les deux tiers antérieurs de sa longueur et qui, par sa face inférieure, concourt à former la gouttière de l'urèthre, cet os existe aussi chez les chats, mais il est beaucoup plus petit.

Dans le pénis du chien, le corps caverneux forme une grosse éminence qui embrasse le milieu de l'os. Cette éminence est susceptible d'un gonflement considérable et force l'animal à rester uni avec sa femelle jusqu'à ce que le corps soit dégorgé.

Les organes génitaux externes de la femme sont constitués par trois organes : 1° un plan superficiel, formé en avant par le *mont de Vénus*, en arrière par les *grandes lèvres* ; 2° un plan moyen constitué par les *petites lèvres* et le *clitoris* ; 3° un plan profond ou vestibule. Cet ensemble porte le nom de vulve.

Le mont de Vénus ou pénil est une éminence qui domine la vulve, qui se couvre de poils à l'époque de la puberté. D'après Dionis, le mont de Vénus serait « comme un petit coussin pour empêcher que la dureté des os ne blesse dans l'action ».

Les grandes lèvres sont des replis de la peau limitant une ouverture antéro-postérieure. Chacune d'elles est tapissée d'une membrane muqueuse de couleur rosée, contenant dans son épaisseur une grande quantité de glandules dont la fonction est de sécréter un liquide visqueux et odorant. Elles sont recouvertes à leur face externe de poils longs et abondants, elles se rejoignent en haut et en bas pour former les commissures, la commissure supérieure est arrondie et surmonte le clitoris.

Les petites lèvres se trouvent sur les côtés du vestibule, entre les grandes lèvres. Elles sont sujettes, en ce qui concerne leurs dimensions, à de nombreuses variétés, suivant les individus, suivant les âges.

Le clitoris est un organe érectile, il apparaît à la partie antérieure de la vulve sous forme d'un tubercule arrondi appelé *gland* du clitoris.

Non seulement le clitoris conserve toujours sa forme recourbée, même à l'état d'érection il se redresse fort peu.

Chez la femme, les organes érectiles des parties génitales externes sont constitués d'après un type analogue à ceux de l'homme, mais si chez l'homme l'érection est une condition indispensable pour l'exercice des fonctions génitales, en dehors de la sensation de plaisir qui s'y rattache, chez la femme ces appareils sont disposés exclusivement pour un but de volupté.

Les mouvements érectiles chez la femme sont aussi bien moins compliqués que chez l'homme. Par l'érection du clitoris, le gland de cet organe est poussé vers l'axe de la vulve, de façon à être soumis aux frottements du pénis. Les bulbes du vestibule en se gonflant rétrécissent l'entrée du vagin et augmentent ainsi la sensation voluptueuse du mâle, en même temps le muscle constricteur du vagin refoule le sang de ces organes vers le clitoris et en complète l'érection.

Le vestibule présente à sa partie supérieure l'orifice externe de l'urèthre, le méat urinaire. Dans sa partie inférieure s'ouvre le vagin. Sur les côtés de l'orifice du vagin, viennent déboucher les conduits de deux glandes aplaties, en forme d'amandes, qui sécrètent un fluide spécial destiné à tenir constamment humide la cavité vaginale. Les parois du vagin sont constituées par un lacis veineux extrêmement serré qui forme de nombreux plis avec papilles érectiles. Ces papilles par leur turgescence au moment du coït excitent l'organe de l'homme.

Chez les animaux la vulve présente des variétés dans sa structure et ses propriétés. Pendant le rut la vulve se dilate, elle est formée de deux lèvres latérales et de deux commissures. Chaque lèvre est formée extérieurement par la peau qui est garnie de petits poils fins très rares et est enduite d'une humeur spéciale. La face interne tapissée d'une membrane folliculaire est lubréfiée d'une liqueur muqueuse odorante, dont la sécrétion et la qualité augmentent dans le temps du rut.

Les commissures qui constituent la réunion

des deux lèvres diffèrent entre elles en ce que
la supérieure se fait à angle aigu, tandis que
l'inférieure est arrondie et porte, dans le fond
de sa cavité, le clitoris. Le clitoris présente la
même particularité que dans l'espèce humaine,
la forme du gland concorde entièrement avec la
forme du gland du pénis du mâle ; ainsi le
gland de la jument présente non seulement la
même forme extérieure que celui du cheval avec
ses deux tubercules et le renflement de la
couronne, mais encore, comme chez l'étalon, on
trouve un prolongement saillant du gland sur
le dos du corps du clitoris. Dans la chienne, le
gland du clitoris est pourvu du même bourrelet qu'on voit chez le mâle. Dans la truie, cet
organe est allongé, mince, effilé, contourné en
spirale, tout comme le gland du vérat. Comme
dans l'espèce humaine, le clitoris chez les bêtes
n'a point la direction de la verge, il se porte
dans un sens contraire, c'est-à-dire tout en bas,
il se place naturellement au-devant du rebord

supérieur de l'entrée du vagin. Chez la jument, la femelle du rat, chez la chienne, chez la truie, cette courbure anguleuse du clitoris est encore plus prononcée que chez la femme.

Chez les femelles à l'approche du rut, les parties génitales externes se tuméfient, font saillie au dehors et deviennent le siège d'une sensibilité exaltée à l'extrême. Chez la chienne, le clitoris devient raide, il sort de son fourreau et fait saillie dans le vestibule. Chez la jument, les grandes lèvres se retroussent, le vagin laisse apercevoir ce qu'on nomme le clignement, c'est-à-dire une occlusion et un redressement convulsif de ses bords en même temps que l'érection et l'élévation du clitoris.

Telles sont les particularités les plus saillantes que présentent les organes propres à recevoir le stimulus de l'appétit vénérien et à donner naissance à l'orgasme voluptueux.

I

Les causes de lubricité parmi les animaux comparés à l'homme.

I

LES CAUSES DE LUBRICITÉ PARMI LES ANIMAUX COMPARÉS A L'HOMME

Les animaux sont limités dans leurs fureurs amoureuses par un temps déterminé de rut, par un instinct circonscrit, par des goûts simples et uniformes qui les astreignent à leur unique espèce, pour la plupart, et même avec une conformation d'organes sexuels qui prévient à peu près les écarts de la débauche.

Il n'en est nullement ainsi dans l'espèce humaine, son appétit génital est sollicité fréquemment par une alimentation abondante, par une imagination vive, par le voisinage continuel des sexes, par leurs rapports de langage et leur communication de sentiments, leur soin de se plaire l'un à l'autre. Bientôt la facilité des jouissances appelle à son secours la nouveauté, la variété pour ranimer les désirs épuisés.

Quoique les anciens aient fait naître Vénus au sein des ondes et lui aient consacré des coquillages possédant les deux sexes, tels que les conques ou bivalves et les univalves pareillement androgynes, ces emblèmes de la volupté ne prouvent pas que les désirs soient plus vifs chez ces mollusques hermaphrodites que parmi les animaux à sexes séparés ; seulement toutes les espèces aquatiques montrent une fécondité inépuisable, de même que les poissons, c'est pour cela qu'on attribuait à l'alimentation dont ces éléments formaient la base, une propriété excitante aux penchants sexuels. De là vient, sans doute, que tant de temples furent consacrés à la mère des amours dans les îles de l'archipel grec, au milieu de ces mers poissonneuses, ainsi qu'à Corinthe et sur les fertiles rivages de l'Asie mineure.

Les animaux hermaphrodites, analogues en ce sens aux végétaux qui réunissent sur la même tige les étamines et les pistils, ne peuvent pas éprouver une ardeur bien vive, parce qu'aussitôt elle serait satisfaite : la facilité des jouissances éteint partout les désirs. Ce sont d'ailleurs les êtres les plus apathiques, les animaux les plus mollasses que la nature organisa de cette manière.

La nature a eu des vues profondes en établissant des hermaphrodites chez les êtres immobiles et, par conséquent, exposés sans défense à la destruction. Il était impossible que deux sexes séparés et éloignés viennent se trouver, d'ailleurs l'un d'eux pouvait périr, l'autre devenait stérile. Pour éviter cet inconvénient la nature a établi que chaque individu de ces espèces puisse se reproduire seul, ou soit doué de deux sexes : pour ce même motif elle les a rendus très féconds, aussi pour réparer les pertes avec plus de promptitude.

Un homme n'est pas un être complet, il n'est qu'une moitié de son espèce, il n'est rien tout seul, non plus que la femme seule. Une simple fleur, une huître, un vil animalcule, sont à cet égard plus parfaits que nous, ils suffisent eux-mêmes à leur bonheur, ils ont tout ce qui leur est nécessaire pour exister, pour se reproduire. Ils engendrent à l'heure marquée par la nature. Leur félicité n'est point obscurcie de craintes, de jalousie, elle n'est point troublée par les discordes et ne suit jamais que le besoin pour guide.

L'hermaphrodisme était moins applicable aux espèces qui, possédant les sens et les membres, pouvaient plus aisément se mouvoir et reconnaître leurs semblables ; aussi la nature a-t-elle séparé les sexes dans les animaux qui se transportent avec facilité.

Mais pour obliger les sexes à se rechercher, il a été nécessaire de leur rendre le sentiment de la jouissance plus vif et plus délicat que chez les hermaphrodites. Ceux-ci au contraire devaient avoir des désirs plus modérés et plus bornés, afin de ne pas se détruire eux-mêmes par de continuelles sollicitations d'amour.

Quels abus, quelle prompte mort ne suivraient pas un hermaphrodisme complet dans des êtres aussi ardents en amour que les oiseaux, les quadrupèdes et l'homme ?

L'amour est pour eux un besoin mécanique, une sorte d'instinct borné plutôt qu'une passion vive. La génération s'opère chez eux sans plaisir marqué ; c'est une action organique qui s'exécute presque à leur insu et sans la participation de la volonté ; ils n'ont donc aucun excès à redouter. Une moule engendre comme une plante fleurit. Si la nature a donné, au contraire, une vive impulsion d'amour aux animaux plus parfaits et qui ont des sexes séparés, elle oppose en quelque sorte des barrières à leurs désirs.

L'homme, l'animal, ne peuvent pas satisfaire leur amour sans le consentement de l'autre sexe. Il faut que le plus fort invoque le plus faible, il faut que la condescendance remplace la violence ; là on cède pour triompher.

Les mâles ne peuvent engendrer que dans certains temps, et les femelles pouvant les recevoir encore plus souvent qu'ils ne sont en état de remplir le vœu de la nature, il a fallu que la prudence, la douce résistance de la femelle établît un équilibre entre le pouvoir et la volonté. L'amour s'accroît aussi par les obstacles s'il s'éteint dans la volupté.

Les sympathies entre les sexes tiennent toutes à l'amour, quoiqu'elles se déguisent sous mille formes différentes. Les femelles sont en général la tige des espèces ; les mâles sont plus excentriques dans la génération ; ils n'aiment pas, à proprement parler, leurs femelles, mais bien le

nouvel être dont elles ne sont que les dépositaires. Ainsi les poissons n'aiment de leurs femelles que leurs œufs et les suivent pour ce
seul objet.

La femelle, parmi les animaux, n'est plus
recherchée du mâle lorsqu'elle a conçu ; ce
sentiment n'a donc de la force et de la vivacité
qu'autant qu'il sert à la reproduction de l'espèce, et il n'a point pour objet les individus
engendrant, puisqu'ils seraient indifférents l'un
pour l'autre, sans le désir de produire de nouveaux êtres.

Cependant les organes génitaux ont leur
temps d'activité et leur époque de repos ; chez
les animaux l'accouplement a lieu parfois une
seule fois par an, d'autres engendrent plus
souvent et quelques autres plus rarement. Dans
les plantes, les organes tombent avec les semences et les fruits, et se renouvellent chaque
année ; dans les animaux, les mêmes organes
sexuels servent durant tout le cours de la vie,

mais ils ont des époques de développement, d'excitation ; c'est le *rut* ou la *chaleur* ; ensuite ils se flétrissent, se retirent, s'oblitèrent, jusqu'à ce qu'une nouvelle saison d'amour les réveille.

Chez l'homme et les animaux qui prennent également leur nourriture constamment abondante, la faculté génératrice est incessante et leurs organes sexuels demeurent toujours dans une disposition plus ou moins prochaine de l'acte de la reproduction.

Cependant on y remarque bien l'impulsion périodique de la vie et de l'espèce. Ainsi la femme est sujette à un écoulement sanguin mensuel, les femelles de quelques singes sont aussi exposées à la menstruation, mais d'une façon irrégulière. Les femelles des quadrupèdes n'ont des *règles* qu'à l'époque du rut. Il y a quelque chose d'analogue chez les oiseaux, car leurs organes sexuels se gonflent, s'échauffent, rougissent, se tendent et entrent dans une espèce d'érection continuelle, jusqu'à ce que l'acte de la copulation soit accompli. Les reptiles, les poissons, les insectes, les vers éprouvent un orgasme semblable dans leurs parties sexuelles à une époque déterminée.

Chez les animaux à sexe séparé, l'amour est d'autant plus impérieux qu'il y a plus de séparation et d'obstacles aux jouissances ; la lubricité y devient donc plus forte ; elle doit l'être surtout chez les races frêles, qui, n'ayant qu'un seul accouplement dans leur vie, consomment en quelques instants toute la puissance qui les anime. Tels sont les insectes proprement dits, ils s'y précipitent avec une telle fureur qu'on a vu des femelles de sauterelles qui rongeaient la tête de leurs mâles, sans que ceux-ci fussent détournés d'accomplir, avec ces beautés par trop cruelles, le vœu de la nature.

Chez la plupart des insectes la femelle est unie au mâle d'une manière très intime, l'imprégnation est intérieure et la portion du sperme qui la détermine arrive ordinairement jusqu'à l'ovaire où s'opère la fécondation.

Les insectes jouissent avec plénitude des bienfaits de l'amour ; les moyens et les instruments qui maintiennent et prolongent leur union, sont plus nombreux et mieux travaillés que chez les autres animaux. Dans plusieurs espèces de cette classe, les femelles sont très lascives.

Chez les libellules, le mâle, dont les organes reproducteurs sont à la base du corselet, erre dans les airs ; aperçoit-il sa femelle, qui a les parties génitales à l'extrémité du corps, il fond sur elle, la saisit par le col ; avec sa queue bifurquée, la force à se courber pour appliquer l'extrémité de son corps à la base du sien et opère ainsi l'accouplement dans les airs.

Chez presque tous, le mâle monte sur le dos de la femelle et reste dans cette attitude tout le temps que dure l'accouplement.

On rencontre beaucoup de femelles d'insectes pourchassées, accablées d'un grand nombre de

mâles qui tombent morts par l'excès de volupté ;
les faux bourdons abandonnent même leurs
parties génitales qui se détachent dans la reine
abeille, celle-ci jouit de plusieurs d'entre eux
comme d'un sérail de mâles en chaque ruche.

Les arachnides, quoique ennemies entre elles,
jusqu'à se dévorer mutuellement, font trêve à
leur férocité, dans leurs singulières approches.
Les crustacés, ayant une double verge, leurs
femelles ont aussi deux vulves, à la base du
corselet, de sorte que les accouplements ne peuvent que s'opérer par devant.

Les mollusques androgynes, dont chaque
organe sexuel est écarté et ne peut accomplir
la fécondation sur le même individu, en recherchent un autre ; à cet égard les *lymnées*,
ayant l'organe femelle éloigné de la partie mâle,
ne peuvent être fécondées par l'individu qu'elles fécondent comme le font les autres hermaphrodites, il en faut un troisième ; de sorte que
ces animaux s'unissent par longue chaîne,

que chacun·accepte et transmet à son voisin.

Si la volupté est double chez les hermaphrodites, on conviendra que ces associations de mollusques en génération présentent un spectacle digne du berceau de Vénus.

Quoique les poissons soient très féconds, leur manière de faire l'amour sans union sexuelle, rappelle pour les mâles l'idée du péché d'Onan, lorsqu'ils fécondent des œufs déjà pondus.

Chez les·squales et les raies, quoiqu'il·y ait accouplement, il ne semble pas y avoir d'ardeur comme chez toutes les espèces où les mâles ont besoin d'user de violence. Qui sait si toutefois la nature n'a pas établi ces refus et ces piquantes agaceries de la coquetterie, jusque chez les animaux les plus froids, pour mieux exciter la volupté ?

On a décrit les amours du crapaud, des grenouilles, dont les embrassements durent plusieurs jours ; les mâles paraissent tellement absorbés dans leurs jouissances, qu'on peut leur couper et brûler les cuisses, sans leur faire lâcher prise, cependant il n'y a ni verge, ni intromission ; les femelles se possèdent davantage, elles fuient comme d'autres femelles en emportant leurs mâles, parmi les insectes, surtout.

Il paraît donc que la nature a donné au mâle une volupté plus impétueuse qu'à l'autre sexe, qui dans toutes les classes d'animaux, à peu d'exceptions près, se fait contraindre. Aussi, tous les mâles usent plus fortement leur vie et jouissent généralement plus tôt que les dépositaires et les gardiennes de l'espèce, qui peut-être n'ont pas moins d'ardeur réelle.

Mais c'est principalement chez les animaux, qui respirent plus abondamment, ont une circulation plus active, un système nerveux infiniment plus développé et plus sensible, que l'amour exerce tout son empire. Ce n'est plus seulement une fonction machinale de l'organisme, comme chez la plupart des espèces que nous venons d'indiquer, il y entre du sentiment, car les deux sexes, ou la femelle du moins, portent au-delà des jouissances un intérêt d'amour maternel à leur progéniture, tandis que les animaux à sang froid abandonnent la leur.

Il y a donc plus d'attachement sexuel, les voluptés y sont préparées, allumées par les plus tendres caresses, par des agaceries plus vives, en une foule d'espèces. En sorte que l'homme placé à la tête de ces créatures est plus sensible, plus amoureux et même le plus favorisé de tous pour les voluptés.

Les oiseaux chez lesquels l'immense développement de l'appareil respiratoire excite tant de chaleur vitale, d'impétuosité et d'énergie dans toutes les fonctions, les oiseaux paraissent d'abord mieux partagés que l'homme en amour. Sans parler des coqs, des paons, des perdreaux qui peuvent satisfaire, chaque jour, un nombreux sérail de femelles, on a célébré

de tous temps, les doux ébats des colombes, la
fidélité conjugale des tourterelles, on s'est
récrié sur la pétulance incroyable du moineau,
qui coche sa femelle plus de vingt fois en une
heure ! Cependant toute cette lasciveté n'offre
peut-être pas des plaisirs proportionnés au
grand nombre des actes ; d'abord la verge des
mâles n'étant qu'un court tubercule, il n'y a pas
d'intromission, excepté chez le canard, l'oie, le
cygne et l'autruche, qui ont une verge relati-
vement longue. Ensuite ces copulations ne
provoquent que d'imperceptibles émissions
spermatiques, en sorte qu'elles fatiguent moins
le mâle que chez les mammifères, mais ne donnent sans doute qu'une étincelle de volupté.
Les oiseaux paraissent donc jouir plus en
détail et avec moins d'intensité, ce qui devient
une combinaison avantageuse pour fixer plus
constamment les sexes l'un auprès de l'autre,
chez ces races si volages.

En somme les mammifères paraissent donc

ressentir plus complètement les délices de l'amour. Il y a toujours chez les femelles un clitoris, chez les mâles une verge plus ou moins longue ; la copulation est accompagnée d'une véritable intromission qui développe une volupté paraissant au moins égale en chaque sexe, le contact est parfois prolongé comme chez les chiens au moyen du gonflement du gland, afin que la semence ait le temps de s'écouler ; l'organe est quelquefois armé, comme chez le chat, de papilles cornées, assez dures pour causer un frottement plus vif et des impressions plus cuisantes. Enfin on n'ignore pas que la nature inspire aux singes et aux autres mammifères qui ont la verge libre, une lasciveté furieuse qu'ils ne savent pas toujours contenir, à défaut de l'accouplement. Tout annonce dans cette classe une disposition voluptueuse plus grande que celle des autres animaux.

Nous voyons donc que la nature accroît ce

penchant et augmente les moyens de jouissance à mesure qu'on se rapproche de l'espèce humaine dans l'échelle animale.

L'homme n'est pas le plus chaste d'entre les animaux, il possède au plus haut degré l'attribut également pernicieux et précieux d'une extrême sensibilité au physique et au moral. Son imagination ardente le porte aux sensations diverses même avant l'épreuve ; les animaux ne ressentent que l'impression du moment toujours moindre ; aussi voit-on leurs femelles sans appareils étrangers, ne rien exciter de leur passion ; tandis que ces voiles à demi entr'ouverts, cette coquette pudeur avec laquelle la femme dérobe et laisse deviner ses charmes, centuplent les désirs de l'homme. Elles le savent bien ces beautés prudentes, qui ne veulent jamais paraître qu'en toilette, et cachent avec soin le derrière du théâtre, souvent capable de désenchanter.

C'est pourquoi l'homme est l'être le plus susceptible d'être corrompu, puisque les bêtes ne se livrent à des actes contre nature, que quand l'artifice humain les y contraint. Les mélanges d'espèces voisines n'ont jamais lieu spontanément dans l'état sauvage, excepté peut-être par quelque concours extraordinaire de nécessité ou de hasard.

Bien plus l'homme ne se contente pas de la volupté naturelle dans le simple accouplement, il cherche à l'augmenter par des artifices nombreux et variés.

On trouve des détails circonstanciés sur les inventions extravagantes de la lasciveté, chez les peuples des tropiques, dans les récits de Miklucho-Maclay. Ainsi chez certains habitants de Bornéo, les Dajaks, il est d'usage de se percer le gland en travers, dans cet orifice est placée une tige munie à ses deux extrémités d'un trou, dans lequel on passe des soies de façon à obtenir une double brosse ; la tige est d'argent, d'ivoire ou de laiton.

Au travail et en voyage le Dajak tient une plume dans le canal creusé artificiellement ; quand il veut faire l'amour, il l'enlève et la remplace par la brosse excitatrice.

D'autres indigènes mettent, autour de la racine du gland, les paupières d'une chèvre avec ses cils de façon à procurer plus de volupté à la femme.

Nicolo de Conti (1) raconte qu'il a vu des vieilles femmes qui n'ont d'autre métier que de vendre des petits grelots de métal, faits avec beaucoup d'art, et lorsqu'un homme désire une femme ou veut se marier, elles lui arrangent le membre en lui mettant entre cuir et chair les petits grelots, car sans cela ils seraient refusés. Ces grelots sont disposés en soulevant la peau en plusieurs endroits et cousus, la peau se soude très rapidement. Les hommes ainsi ornés sont en grande faveur auprès des

____

(1) *Voyage à la rivière et à la cité d'Ara.*

femmes parce qu'on entend leur grelot quand ils marchent.

Chez les nègres Youlofs, il est d'usage de rechercher les filles impubères, de façon à augmenter la volupté par la disproportion des organes. En Australie, les vieillards de la tribu, avec les doigts et un bâtonnet spécial, dilatent graduellement le vagin des jeunes enfants, pour qu'elles puissent servir à la luxure.

Dans l'île de Ponapé, on allonge superficiellement les petites lèvres et le clitoris des jeunes femmes pour accroître la volupté, et les amants saisissent avec les dents ces organes délicats pour les exciter et les allonger graduellement (1).

En Orient, certains peuples parfument la vulve avec des odeurs spéciales. Hartman (2) parle de vases en terre cuite qui servent aux femmes Somalis pour se parfumer les organes

(1) MANTEGOZZA. *L'Amour dans l'humanité.*
(2) Société anthropol. de Berlin, 1873.

génitaux, le parfum s'obtient en brûlant de l'ambre et de l'acacia verck.

En Chine les femmes ont trouvé un moyen spécial de volupté sans avoir recours à l'homme. Il consiste en deux petites sphères de laiton extrêmement mince, l'une qui se nomme la femelle est entièrement vide, elle est introduite au fond du vagin, jusqu'au col de l'utérus ; la seconde renferme une boule pleine légèrement plus petite que celle qui lui sert d'enveloppe. Cette sphère s'appelle le mâle ; on la glisse également dans la cavité vaginale de façon à ce qu'elle touche la première. Le moindre mouvement de la femme, l'action même de sa respiration, suffit pour que cet appareil bizarre provoque une titillation voluptueuse dont la durée peut être illimitée.

II

**Mécanisme de la volupté physique
dans l'homme.**

II

MÉCANISME DE LA VOLUPTÉ PHYSIQUE
DANS L'HOMME

Considérés isolément, dit le docteur Garnier, les organes génitaux n'ont qu'un rôle des plus primitifs, ce sont de simples conduits évacuateurs des réservoirs auxquels ils communiquent directement : la vessie chez l'homme, la matrice chez la femme ; ils ne servent donc séparément qu'à l'émission de l'urine et à l'élimination du sang, sans avoir à changer de volume ni de forme pour remplir ce rôle passif.

C'est tout le contraire dès qu'ils sont mis en contact, réunis et agencés ; ils remplissent alors la fonction la plus élevée de la vie, la procréation. Ils en sont du moins les agents actifs. Pour se livrer à ce noble rôle de communiquer la vie, une vitalité nouvelle doit s'emparer d'eux. Du cœur, le sang s'y porte avec violence pour les animer et ils vont aussitôt changer de couleur, de volume, de forme et d'aspect. De mous, de froids, de pâles, ils se congestionnent, se colorent, et s'érigent en devenant durs, chauds et brûlants.

A l'état normal ce phénomène est provoqué chez les deux sexes par un besoin réel des sens, ou un violent désir de l'esprit. Dans le premier cas, il est le siège évident de la manifestation de l'organisme vénérien, dans le deuxième, il est l'expression de l'amour. Il peut aussi résulter de l'un ou de l'autre séparément, mais il n'est complet, énergique, que s'il est produit par les deux à la fois. Il donne, à ce prix seul, le plaisir pur et la volupté ineffable qu'on y cherche.

La volupté n'est complète que lorsque le désir des sens se joint à l'amour des êtres l'un pour l'autre. L'évacuation spermatique donne bien la jouissance, mais elle ne saurait donner à elle seule la volupté dans l'acception du mot. Si l'éjaculation est spéciale à l'homme, la femme, sous l'influence de la contraction spasmodique du muscle constricteur du vagin, projette hors de cet organe le liquide contenu en assez grande abondance dans la glande vulvo-vaginale. Encore cette projection de liquide particulier qui se produit chez la femme, au moment où elle parvient à son plus haut degré de surexcitabilité voluptueuse, ne s'observe pas toujours chez toutes les femmes. Lorsqu'elle a lieu, elle est souvent suivie d'une détente, d'un abattement nerveux, analogue, bien que moins prononcé, à celui qui se manifeste chez l'homme après l'éjaculation.

Le frottement du pénis contre le vagin, la pression que lui font subir les parois érectiles de cet organe, et surtout l'appareil érectile situé à l'extrémité de ce conduit, déterminent un degré suprême de sensation voluptueuse.

Cet état de distension et de congestion des muqueuses cause de l'érection, exalte la sensibilité de ces parties, rend plus vive l'impressionnabilité et la perception des impressions qui s'accompagnent d'une modification circulatoire du système nerveux et de quelques régions du cerveau : c'est ce qu'on nomme la volupté.

Lorsqu'après quelques secondes ou plusieurs minutes, les impressions exercées par les frottements réitérés de l'organe mâle sur les parois de l'organe femelle ont porté les perceptions sensitives correspondantes à un certain degré d'intensité, divers phénomènes se manifestent.

D'une part survient une rapide sensation, particulière, indéfinissable, souvent avec une sorte d'anéantissement, sentiment de chaleur le long de l'épine dorsale, contraction involontaire des muscles, mouvements respiratoires courts et répétés, avec ou sans cris, et accélération du pouls.

La corrélation des divers phénomènes provoqués par les mouvements fait que chaque sensation influe à la fois sur les deux sexes et concourt à causer le summum de l'excitation mutuelle et réciproque, c'est-à-dire la volupté.

III

**Exemples historiques de la volupté
et de ses effets.**

III

EXEMPLES HISTORIQUES DE LA VOLUPTÉ

ET DE SES EFFETS

Les écrits les plus consacrés par la vénération religieuse nous montrent les preuves de la lasciveté et de la débauche la plus infâme dans les temps antiques.

Sodome et Gomorrhe, toutes les villes de la Palestine sont infectées d'un vice ignoble (1). Un père, après avoir offert en prostitution sa fille vierge au public, est sollicité par elle, dans son ivresse, à l'inceste. Deux peuples tirent de cette origine impure leur origine. Ru-

(1) *Genèse*, ch. XIX.

ben commet un inceste avec Bala (1). Juda, le patriarche, fait épouser Thamar successivement à ses fils ; mais Onan, l'un d'eux, élude les lois de la nature, et même Thamar se prostitue à son beau-père.

Il faut au peuple hébreu des châtiments graves contre la bestialité (2), contre les infamies auxquelles il se livre devant le dieu Molock (3) et contre la pédérastie. On y défend aux femmes de se prostituer à des animaux. On voit les Israélites forniquant avec les filles moabites et madianites, qui les initient aux mystères impudiques de Beelphegor, l'épouse du lévite d'Ephraïm, mourant de l'excès des violences des Gabaonites (4). Le scandale des débauches de David avec Bethsabée, les incestes d'Ammon et Thamar ; Absalon jouissant des concubines

(1) *Genèse*, ch. XXV-22.
(2) *Exode*, XXII-10.
(3) *Lévit.*, XIX.
(4) *Juges*, XIX.

de son père, qui se réchauffe dans sa vieillesse
entre les bras de la jeune sunamite, Abisay ;
Salomon formant dans sa sagesse un sérail de
700 femmes et 300 concubines de toutes les nations, etc.

Il serait trop long de parcourir tous les exemples de dépravation qu'offre l'histoire du peuple
d'Israël, on peut en juger, non par le *Cantique
des cantiques*, mais par la seule peinture si
énergique qu'en trace le prophète Ezéchiel,
sous les fameux emblèmes d'Oollah et d'Ooli-
bah (1).

Les nomades arabes, bédouins, dès les plus
anciens temps, sont également connus par leurs
poésies et leurs contes. S'ils n'ont pas osé se
vanter de leurs amours avec leurs troupeaux,
ils n'ignoraient pas les habitudes masculines ;
et leurs femmes ne furent pas exemptes de vices
honteux entre elles, sorte de maladie endémi-

(1) *Juges*, ch. XXIII.

que dans les sérails en tous temps comme en tous lieux.

L'Egypte surtout passa constamment pour une terre de dévergondage et d'impudicité. On peut en juger par un seul trait : l'on ne livrait aux embaumeurs égyptiens les cadavres des femmes qu'après trois jours, ou lorsque la putréfaction commençait, parce qu'on s'était aperçu qu'ils s'acharnaient sur des charognes infectes.

Et ce n'est pas sans motifs que la résection du clitoris et des nymphes prit si grande faveur en Egypte, qu'elle s'y pratique encore aujourd'hui, comme s'il était plus facile de retrancher les organes du vice que d'extirper les mauvaises mœurs.

Il est étrange de voir la pyramide de Chéops bâtie, selon Hérodote, par les amants de la fille du roi, laquelle n'éleva si haut ce monument qu'à force de multiplier sa prostitution. Comme rien n'égala ensuite le luxe des Ptolémées qui régnèrent dans Alexandrie, rien aussi ne surpassa leurs débauches ; il suffit de citer la fameuse Cléopâtre, qui vit à ses genoux deux maîtres du monde, César et Octave.

Les vices ne sont jamais sortis de la même contrée ; on sait à quel prix la plupart des jeunes Géorgiens, entrant dans la milice des Mamelucks, s'élevèrent jusqu'au rang supérieur des pachas. Les Almées, les Gawharies, ces chanteuses publiques, par l'effet de la dépravation générale, offrent plutôt, encore aujourd'hui, à leurs adorateurs, des plaisirs illicites, que des jouissances conformes à la nature.

Non seulement le Phallus, ou la représentation de l'organe générateur, était jadis porté en triomphe dans les processions et les fêtes égyptiennes par des femmes (1) comme l'emblème du plaisir et de la fécondité ; mais elles l'agitaient publiquement. Plutarque raconte que des dévotes se soumettaient aux caprices

(1) Abbé Mignot, *Mém. acad.*, t. XXXI, p. 141.

libidineux du bouc sacré à Mendès, quoique cet animal préférât les chèvres (1). Les Almées commettent encore des lascivetés semblables entre elles. Tout l'Orient, la Syrie, la Médée, la Phénicie, la Chaldée, Tyr, Sidon, furent en proie aux impudicités les plus révoltantes.

La nature si fertile en ces beaux climats porte sans cesse aux voluptés ; sous l'emblème du dieu de la lumière, les peuples de ces contrées adorèrent le principe de vie et les organes de la reproduction. C'était tantôt un taureau, un bouc, dont l'ardeur génitale représentait la volupté, la lasciveté, ainsi que les images de Pan, ou plutôt Priape et le Phallus. Les satyres, les faunes et autres divinités champêtres portaient les attributs du bouc, symbole de la génération et de l'abondance.

Les mêmes idées se retrouvent chez d'autres peuples à des âges postérieurs ; on y dépeint

(1) Plutarque et aussi Hérodote avec les notes Larcher, *Hist.*, II, sec. 46.

les sorciers parmi leur sabbat nocturne, se prostituant à des boucs mystérieux.

Le plaisir était personnifié sous le nom d'Adonis chez les Phéniciens ; c'était le soleil, comme Vénus ou Astarté son amante était la terre ouvrant son sein au printemps, pour faire éclore tous les germes par cet astre multiple.

Tel fut l'empire de la volupté que les Babyloniennes étaient obligées de par la loi, une fois en leur vie, de se livrer aux désirs d'un étranger dans le temple de la déesse, sans qu'il fût permis de repousser aucun d'eux (1). Les Carthaginoises et les Tyriennes étaient aussi astreintes à la même profanation religieuse et l'argent que leur valait la perte de leur virginité servait de dot à leur mariage (2). Vénus Astarté exigeait à Byblos les mêmes sacrifices (3) et ces prostitutions s'exerçaient par

(1) Hérodote, *Cl.*, c. 199.
(2) Valère Max., I, ii, c. 65.
(3) Lucianus, *De Dea Syr.*

toute la Phénicie au temps de saint Augustin (1). En Lydie les filles gagnaient leur dot par ces pratiques et les Arméniennes ne devenaient dignes de trouver des maris qu'après avoir consacré leurs prémices dans le temple de Diane Anaïtis (2). Les dieux, ou plutôt les prêtres, honoraient, soit dans le temple de Délus à Babylone, soit à celui de Thèbes en Egypte et de Pataris en Lycie, des femmes de leurs faveurs (3).

Il serait facile de poursuivre ces recherches sur la prostitution des filles jusque chez les Libyens et d'autres peuples d'Afrique, qui estimaient d'autant plus leur beauté, qu'elles avaient acquis un plus grand nombre d'adorateurs et sacrifié davantage à l'impudicité.

On pourrait penser que, dans des contrées ardentes où la terre brille d'une perpétuelle

(1) *De civit. Dei,* I, ıv, c. **10.**
(2) Strabon, *Georg.,* I, ıı.
(3) Hérodote, *Cl.,* c. **182.**

richesse de production et où l'abondance, la nudité habituelle des sexes réveillent sans cesse les désirs lubriques, surtout chez les peuples demi-civilisés, il n'avait pu en être autrement; mais si l'on cherche dans des régions plus tempérées et chez des nations jadis s'éclairant par tous les arts de la civilisation, on n'y trouvera pas de mœurs beaucoup plus pures.

On a fait remonter à Orphée et aux Thraces l'amour masculin; on le rapporte encore à Thamyre, ou au Crétois Thalon; quoi qu'il en soit cet usage fut autorisé par une loi, selon Aristote, dans l'île de Crète et cela pour prévenir un excès de population. Athénée l'attribue non seulement à ces insulaires, mais encore aux Chalcédiens dans l'Eubée, et le fait remonte à Laïus qui, reçu chez Phelops, enleva son fils. Lycophon accuse Achille d'avoir massacré, sur l'autel d'Apollon, le jeune Troïlus qui s'était refusé à ses embrassements. Enfin ces honteuses voluptés semblaient justifiées par l'exemple des divinités, comme Jupiter et Ganymède, Apollon et Hyacinthe, Hercule et Hylos : Sophocle et Eschyle osèrent en parler publiquement dans des tragédies et Anacréon vanta Bathylle. Les autres nations comme les Perses, dit Hérodote, reçurent ce vice des Grecs ; même les plus illustres philosophes, tels que Socrate, le pratiquèrent. Des auteurs doutent si cet amour ne contribua pas à faire exceller les plus sublimes statuaires dans la sculpture(1).

Les mystères de Bacchus et les cérémonies sacrées des Phallophories furent introduits chez les Grecs, d'après Hérodote, vers 170 ans avant la guerre de Troie, par Mélampus, fils d'Amythaon. Les Ityphalles ivrognes vêtus en femmes et chantant des hymnes obscènes, des groupes de Bacchantes demi-nues, échevelées, exécutant des danses lascives avec des hom-

(1) WINCKELMANN, *Hist. de l'art antique.*

mes déguisés en satyres, donnaient au public les scènes les plus ordurières.

Personne n'ignore que le phallus était l'attribut général des divinités orientales, emblème du soleil (Osiris, Bacchus, Adonis, Mercure, comme le lingam des Hindous) ou de la fécondité ; les habitants de Lampsaque érigèrent un culte à Priape lui-même, et lui sacrifièrent l'âne, comme étant l'animal qui lui est le plus dévoué (1).

Colophon, Cylésie, et une foule de villes grecques reçurent le culte public de Priape, à tel point qu'on en trouvait des simulacres dans tous les cantons de la Grèce (2) et que les jeunes vierges les ornaient de guirlandes.

Une nature si vive et si sensible pouvait-elle ne pas adopter avec enthousiasme aussi le culte de Vénus et s'initier au doux mystère ! Aussi y eut-il des temples partout dressés

(1) LACTANCE, I, I, c. 21
(2) ÆLIEN, *Var. Hist.*, I, III, c. 42.

pour elle. Malheur aux jeunes vierges dont les mépris outrageaient cette déesse, elles en étaient cruellement punies et sentaient bientôt circuler dans leurs veines la flamme de l'impudicité ! Telles furent les Prœtides ; les premières femmes, dit Ovide, que la vengeance de Vénus contraignit à se prostituer à tous venants. Les filles de Prœtus, outre les Miléniennes, furent châtiées de leur haine à Vénus et coururent toutes nues comme des folles dans le Péloponèse. C'est ainsi, selon Euripide, que Phèdre devint la victime infortunée de cette déesse ; car, chez les anciens, la *nymphomanie*, ou fureur utérine, passait pour une punition de l'oubli du culte de Vénus. Racine a profité de cette opinion en faisant dire à Phèdre :

     ..... O haine de Vénus ! O fatale colère !
     Dans quels égarements l'amour jeta ma mère !

Sapho n'acquit pas moins de célébrité par

ses erreurs lascives que par ses talents poéti-
ques et par le vice lesbien qu'elle propagea.

L'impudicité, personnifiée sous le nom d'A-
naïda et représentée sous l'emblème d'une per-
drix, à cause qu'en cette espèce la femelle
coche parfois le mâle, avait un temple dans
Athènes.

La courtisane Cottyta eut aussi un temple,
elle y fut divinisée sous le titre de Vénus popu-
laire ; les prêtres, nommés *Baptes*, célébraient
par des débauches nocturnes les solennités de
cette déesse de l'impudence ; on s'y enivrait
en buvant dans des vases ayant la forme de
priapes. Ces mystères étaient tellement révé-
rés à Corinthe, en Thrace, dans l'île de Chio,
que le poëte Eupolis fut précipité dans la mer,
pour avoir osé les critiquer. Aussi la prostitution fut-elle extrêmement honorée chez les
Grecs, et le métier de courtisane n'y parais-
sait guère déshonnête ; on permettait des *amies*
à tous les jeunes gens avant leur mariage.

L'histoire a célébré non seulement les plus belles femmes qui allumèrent de si funestes guerres, comme Hélène, mais surtout Aspasie, cette spirituelle maîtresse de Périclès ; Laïs, dont les faveurs parurent trop chères à Démosthène : Léontium, amie d'Epicure ; Glycère, modèle ravissant des peintres de Sicyone ; Phryné, dont les charmes séduisirent tout l'aréopage en plein tribunal; Thaïs, cette maîtresse d'Alexandre, qui lui fit brûler, dans une orgie, le palais de Persépolis ; Rhodope, qui de l'état d'esclave devint assez riche pour bâtir des pyramides, etc., etc.

Les prêtresses de Vénus à Corinthe, celles de Cythère qui en desservaient les temples, devaient déposer le prix de leurs premières faveurs sur l'autel de la divinité pour servir à l'entretien des sacrifices.

Les lieux de prostitution étaient fréquentés par tout le monde, et même on voit Socrate s'approcher de plusieurs courtisanes de son temps. Il y avait des classes nombreuses de femmes du monde et dont un auteur du XVIIIe siècle a recherché les attributions (1).

Si nous passons à l'ancienne Rome, la dissolution des mœurs nous y paraitra peut-être encore plus extraordinaire, surtout au temps des empereurs.

César, ce premier des Romains, avait déjà vendu les prémices de sa jeunesse à Nicodème, roi de Bithynie : ce chauve adultère parut digne d'être nommé *le mari de toutes les femmes et la femme de tous les maris ;* cependant il n'évita point le sort de la plupart des époux de son temps, il se crut obligé de répudier sa femme auprès de laquelle s'était introduit Clodius dans certains mystères de la bonne déesse qu'était Vénus syrienne (2). Selon Dion, Suétone, Plutarque, un tribun du peuple

(1) Rétif de la Bretonne, *Pornographe*, 1776.
(2) Juvénal, *Sat.*, VI.

préparait une loi qui lui permettrait de jouir de toutes les femmes qui lui plairaient ; les mœurs étaient si relâchées déjà de son temps et celui d'Auguste, que Horace chante ses amours pour les garçons, et le pudique Virgile immortalisa, sous le nom d'Alexis, sa passion pour le jeune Alexandre.

Martial a rapporté l'épigramme ordurière d'Auguste contre Flavie, et Antoine, répondant aux reproches que cet empereur lui adressait sur son mariage avec Cléopâtre, ne montra-t-il pas à quels excès de lubricité Octave se livrait avec les principales matrones romaines ?

Caligula se vantait partout que sa mère Agrippine était née de l'inceste d'Auguste et de sa propre fille. Livie cherchait elle-même des jeunes filles de tous côtés à Auguste, dit Suétone, par seul motif d'ambition et pour garder son crédit.

Ce n'était pas seulement le palais qui présentait ce spectacle étonnant de turpitudes, les jeunes Romains s'instruisaient dans les arts de la volupté (1). A cette époque, Ovide donnait des leçons d'amour, outre Catulle, Tibulle, Properce et autres poètes de ce temps, dont les écrits sont significatifs.

Les exemples de luxure romaine cités par Juvénal sont encore attestés par nombre de grands écrivains. Ni Rhodes, ni Milet, ni Sybaris, ni Capoue, ni Tarente, n'ont jamais poussé plus loin la recherche des délices.

On comprend que les potions aphrodisiaques, les phallus qui allumaient la concupiscence, ne devaient pas être oubliés dans cette dépravation générale. Les bergers eux-mêmes essayaient les propriétés de plusieurs herbes pour exciter l'amour, et l'on connaît par les dialogues de Théocrite et de Virgile quelles sorcelleries magiques les bergères mettaient en œuvre

(1) Horace, *Odes*, IV, 13.

pour retenir leurs amants sous leurs charmes.

Les aphrodisiaques étaient en effet très recherchés, comme les truffes et morilles et les alliacées, on y joignait des substances âcres, dangereuses et dégoûtantes, le sperme, le sang menstruel, voire même de l'*hippomane*, ou ce dépôt que les eaux de l'amnios chez les cavales laissent sur le jeune poulain, et autres matières que l'on vendait assez publiquement à Rome.

Qui ne croirait être à cette époque parvenu aux dernières infamies de la débauche ? Elles furent cependant surpassées par des monstres d'impudicité et de cruauté, les Tibère, les Caligula, les Néron, les Domitien, les Héliogabale.

Tibère, à l'île de Caprée, avait réuni toutes les horreurs ; c'est alors qu'il fallut inventer des termes inouïs et nouveaux pour exprimer les dégoûtantes turpitudes que la lasciveté la plus effrénée dans ses extravagants caprices

a pu imaginer ; aux peintures les plus luxurieuses, aux livres les plus licencieux d'Elé-
phantis, il faisait joindre des postures libidi-
neuses de toutes les obscénités que jamais il
avait été donné de voir ; pour exciter ses sens
émoussés par la vieillesse et l'épuisement.
Il faut voir les détails non moins étranges
de sa vie par Suétone, qu'il est impossible de
rendre ici.

Caligula débute par l'inceste avec toutes ses
sœurs, même en présence de sa femme et au
milieu du repas, il prostitua encore les cadettes
à ses mignons. Il saisissait les femmes devant
leurs maris pour en abuser, et passait publiquement en revue les charmes des plus illustres
Romaines qu'il invitait à ses festins, puis en
jouissait à son gré. Il est vrai que la terreur
inspirée par un tel maître, armé de sa cruauté
et de son pouvoir, rendait les maris complai-
sants.

Caligula devint fou de la beauté de Césonie

qu'il montrait toute nue à ses amis; cette femme possédait au suprême degré, dit Suétone, tous les arts de la lubricité la plus effrénée, et cependant elle n'était plus jeune. Entre autres abominations, Caligula installa un lieu de prostitution dans son propre palais.

Nous passerions sous silence l'imbécile Claude si sa femme Messaline n'avait pas surpassé toutes les femmes de son temps par les lubricités les plus brutales et les débauches les plus viles ; c'était peu pour cette impératrice de se marier publiquement, à Rome et presque aux yeux de son mari, avec Silius, qu'elle avait contraint de répudier son épouse ; elle se prostituait dans les plus infâmes maisons de débauche, où elle se rendait la nuit déguisée en femme publique ; elle eut le singulier triomphe d'être déclarée *invicta*, au sortir des bras de quatorze jeunes athlètes, c'était le titre d'insatiable.

C'était à cette époque que les fêtes Florales

se célébraient dans tout leur éclat. C'étaient des fêtes orgiaques dans toutes leurs effroyables splendeurs et dont nous donnerons ici un léger aperçu.

Une courtisane personnifiait Flora, elle était portée par seize jeunes filles, dans une conque gigantesque, toute jonchée de roses rouges effeuillées où s'alanguissait son buste merveilleux émergeant à demi de la toison noire et tiède des cheveux déliés ; nue comme un rayon de lune. La Floralia ! la Floralia ! hurlaient aux quatre coins de la ville les grands nègres porteurs de torches. Et partout montaient des cris de joie, se répandaient des rires d'appel et de provocation, fusaient des cris clairs en frénésie débordante, tandis que rugissaient les voix enivrées des buccins et les strideurs des sambuques.

L'âme luxurieuse, ardente et puérile de la grande ville ruisselait dans le tumulte. Le cortège glorieux de la triomphatrice passait et des hommes entièrement nus débouchaient sur la voie sacrée et se mêlaient aux courtisanes. Au milieu des rires et des cris, dans la lumière mobile des torches embrasées, les lèvres se cherchaient et les corps s'enlaçaient. Des gémissements et des râles se mêlaient extasiés à la rumeur qui montait bourdonnante de la multitude. On entendait les chansons luxurieuses de femmes qui versaient un feu subtil dans les artères des spectateurs et le rugissant discord des acclamations obscènes.

Des bruits de baisers, des provocations et des défis, se croisaient au milieu du tumulte, épars. Partout, dans les bosquets ombrageux des temples, sous les colonnes des arcs de triomphe, sur le seuil des tavernes, des couples s'enlaçaient, se meurtrissaient d'étreintes et de caresses, s'évanouissaient, prostrés. Le parfum lourd des cassolettes sur le passage de la triomphatrice se mêlait à l'odeur défaillante des roses, d'autres montaient des chevelures éparses et aussi des corps nus et des haleines chaudes. Cela sentait l'amour, la luxure et la mort. On avait envie de s'aimer, de se mordre aussi. Trop de joie confondue était une souffrance poignante, c'était terrible de douceur, de volupté, d'exaspération et aussi de frénésie luxuriante, presque mortelle.

Puis c'était le cirque où les gladiateurs vêtus seulement d'un casque d'acier s'élançaient l'un contre l'autre. On admirait la fermeté de leurs seins sur la poitrine claire et aussi les muscles de leurs bras robustes et de leurs jambes fines. Mais après quelque temps, de la fatigue apparut chez les plus frêles et les moins endurcis. Des gouttelettes de sang perlèrent sur la matité chaude de leurs beaux corps frémissants. Parmi les spectateurs des hommes applaudirent, des femmes trépignèrent en hurlant. La vue du sang jeune teignant de pourpre claire le sable de l'arène, attisa la volupté et fouetta le désir.

Bientôt, la chaleur aidant, les parfums versés à foison, une musique irritante issue d'instruments invisibles, un usage immodéré de liqueurs aphrodisiaques, firent voir sur les coussins de roseaux des couples enlacés qui s'évanouissaient, d'autres se caressant doucement. Une flamme de luxure farouche ardait aux yeux. Il y en avait qui s'accouplaient en des postures monstrueuses. A même l'arène des mérétrices se prostituaient, on ne voyait plus que corps enlacés ; des adolescents épuisés, gavés de volupté, râlaient doucement, et des vieillards à qui des mains expertes rendaient un peu de vigueur hurlaient de joie.

A travers les groupes las, on vit quatre-vingts danseuses vierges, qui vinrent en bondissant ranimer la vigueur des hommes et le désir des femmes. A leur approche un souffle nouveau de luxure passa, qui fit bondir tous ces êtres vautrés et las. Les baisers chantèrent à nouveau sur les corps alanguis des courtisanes extasiées, de longs baisers pleins de secrètes délices et douloureux aussi, mais par cela même plus profonds.

Bientôt les hommes ne suffirent plus, on fit entrer de grands boucs noirs... vers le mystère ineffable des caresses inconnues, les femmes se précipitèrent.

Telles étaient ces fêtes impudiques... c'était le règne extravagant, horrible et monstrueux de la volupté, poussé à son extrême par la volonté de Messaline.

Néron abusa d'abord d'une vestale, crime que les Romains superstitieux ne pardonnaient pas. Sa mère Agrippine se livra avec lui à des voluptés incestueuses que la dépravation assyrienne n'avait vues qu'avec horreur entre Sémiramis et Ninias, et ce même Néron fit ouvrir ensuite les entrailles de sa mère, massacrée par ses ordres, pour contempler le sein où il avait pris naissance. Ensuite meurtrier de sa femme, il épouse solennellement l'eunuque

Sporus ; heureux, disait le peuple, si son père n'avait pris qu'une telle femme.

Parmi les festins les plus crapuleux, entouré de Tigellin et d'Othon, et autres luxurieux perdus d'infamie, Néron épousa Doryphore au milieu des filles-nues et des danses lubriques.

Enfin pour terminer ces scènes dignes de la suprême puissance du despotisme, jointe à tout ce que l'or et le luxe pouvaient amonceler de lubricité impure et d'horrible extravagance, voyons les historiens ne rappeler qu'avec honte ces dépravations dernières de l'humanité.

Lampide dépeint Héliogabale, en disant que nulle partie de son corps n'était exempte d'impureté. Cet empereur permit tous les autres crimes à ceux qui exerçaient en sa présence les plus grandes obscénités, et lui-même blessait ouvertement la pudeur en public, traîné dans un char par des femmes nues, par les rues de Rome.

On pourrait penser que la malignité publique,

s'exerçant toujours sur les puissants du siècle,
leur a prêté les plus hideuses actions pour les
faire exécrer. Mais quand on n'aurait pas une
foule de monuments, comme des pièces gra-
vées, des sculptures, des débris de peinture,
offrant ces images obscènes, il n'est pas vrai-
semblable que Pétrone n'ait décrit que des
mœurs imaginaires ; sa Quatilla, qui ne se sou-
venait plus d'avoir été vierge, trouverait peut-
être encore des imitatrices en d'autres contrées.
Les Bacchanales de l'automne n'étaient-elles pas
accompagnées de toutes sortes d'obscénités
comme les Dionysiaques des Grecs dont elles
venaient ? Nous ne parlerons pas du culte de la
bonne déesse de Syrie, qui était Vénus, et de
laquelle a longuement disserté Selden, en indi-
quant toutes les lubricités dont ses mystères
nocturnes étaient l'occasion, quoique les hommss
n'y fussent pas admis. Dans les fêtes luper-
cales, dans les saturnales, la licence n'était-
elle pas portée au comble ? Le culte du phallus

ou de Priape n'était-il pas passé à Rome, de l'Etrurie, pays dont nous avons aujourd'hui dans nos musées des vases où sont peints ces emblèmes obscènes, et les mères de famille n'étaient-elles pas obligées de poser publiquement des couronnes sur d'énormes reproductions du membre viril en érection, comme le leur reproche saint Augustin ? Cette image obscène, on en suspendait des petites figures au cou des enfants ; c'était une coutume religieuse de faire asseoir les jeunes mariées sur ce *fascinum* de dimension énorme. Comme divinités romaines, saint Augustin ne cite-t-il pas parmi les déesses : *Voluptia*, *Stumila*, *Stenia*, *Pertunda*, et les dieux : *Jugatinus*, *Subigus*, *Mutunus* ou *Priapus*, etc., tous invoqués dans l'acte de la reproduction ?

Il n'était pas surprenant qu'un peuple qui se vantait d'être la progéniture de Vénus et de Mars, qui avait été institué par Romulus et Rémus, bâtards illustres allaités par une cour-

tisane, Lupa, n'eût pas des mœurs très pures.
On sait que cette courtisane Aca Laurentia fut
célébrée à Rome sous le nom de Louve,
patronne des Lupanars.

Mais il ne faudrait pas opposer à ces igno-
minies les exemples de Lucrèce, de Virginie, et
autres attentats à la pudeur, vengés par le
peuple romain en témoignage de son respect
pour les mœurs. C'était la révolte naturelle
contre un outrage, comme celle d'un Espagnol,
le comte Julien, qui appela les Sarrasins dans
sa patrie parce que le roi lui avait enlevé sa
femme.

Les Romains resteront toujours les maîtres
dans la honteuse carrière de la débauche, malgré le degré de corruption atteint par notre
époque, et s'il faut en croire Brunet, le célèbre
théologien anglais, dans sa théorie du globe, il
ne semblerait pas que notre race aille en em-
pirant. « Plus on remonte, dit-il, vers les premiers âges du monde, plus les hommes étaient

vicieux. Les filles des hommes tentèrent les anges eux-mêmes par leur beauté et furent punies par le déluge ; une terre plus ardente et plus fertile sortie des mains du créateur, encore échauffée par le feu central primitif, rendait les créatures plus vigoureuses, plus vivaces, mais aussi plus fougueuses dans leurs passions. Pour nous, nous avons tous dégénéré de ces puissants patriarches qui subsistaient des siècles et engendraient jusque dans leurs vieux jours ; à peine ressentons-nous quelques étincelles de cette flamme inextinguible d'amour qui les dévorait ; bientôt la terre refroidie jusque dans ses entrailles ne peut plus germer qu'avec difficulté des races d'eunuques et d'impuissants chétifs et nous deviendrons sages, faute d'énergie vitale, mais non par nos vertus. »

Ce tableau est peut-être un peu sombre ; quoi qu'il en soit, nous ne saurions disconvenir que le peuple romain était autrement doué que nous pour les plaisirs d'amour.

IV

**Influence de l'ère chrétienne.
La volupté dans les temps modernes.**

IV

INFLUENCE DE L'ÈRE CHRÉTIENNE
LA VOLUPTÉ DANS LES TEMPS MODERNES

Quelle que soit l'opinion que l'on puisse avoir en matière religieuse, il faut reconnaître que les institutions chrétiennes eurent une heureuse influence sur les mœurs. Cette religion fut même par trop zélée au début, puisqu'elle prescrivait, pour réprimer les penchants à la volupté, une chasteté outrée et une continence au-dessus des forces de la nature humaine ; à tel point qu'Origène et quelques autres crurent nécessaire de se rendre eunuques pour faire leur salut. Le célibat fut recommandé et la monogamie sanctionnée comme loi sacrée.

Cependant on ne saurait nier la dépravation des cours du Bas-Empire ; Justinien établit des règlements contre la prostitution ; et ce n'est pas qu'on ne trouvât des sectes parmi lesquelles la charité s'égarait dans des erreurs lubriques ; on en observa surtout chez les Gnostiques, les Baziliens et les Carpocratiens ; ceux-ci, par une piété mal entendue, crurent qu'il fallait se rapprocher de l'état de nature pour leur culte ; ils se dépouillèrent de leurs vêtements et, dans leur nudité, les sexes se mêlaient en commun dans ces assemblées nocturnes souterraines où se pratiquaient les consécrations religieuses. Ces débauches furent renouvelées depuis au XIᵉ siècle ; ces sectateurs pratiquaient, sous prétexte de dévotion, des adultères et des fornications ; ils furent poursuivis en Savoie, sous le nom de Turlupins.

Mais quoiqu'il soit facile de trouver au moyen âge des exemples fréquents de luxure, il paraît constant qu'il existait beaucoup de

simplicité dans les mœurs primitives des bar-
bares du Nord, qui venaient d'envahir les pro-
vinces d'Occident.

En Extrême-Orient, le culte de Phallus se
nommait Lingam chez les Indous ; outre la
pluralité des femmes, des filles y étaient dé-
vouées à l'incontinence publique ; on y rencontre encore les bayadères. En Chine, les parents
qui ne peuvent nourrir leurs filles, les consacrent aux voluptés du public ; nulle part, on ne
voit un aussi grand nombre de courtisanes qu'au
Japon.

Sous le soleil brûlant de l'Afrique, les habitants semblent porter sans cesse le feu brûlant
de la lubricité dans leurs veines ; s'ils sont jaloux pour la plupart, d'autres prostituent leurs
filles, comme les nègres du Congo et d'An-
gola, etc.

En Océanie la race malaise est extrêmement
corrompue : on connaît les mœurs de Taïti ;
dans les îles de la Sonde, aux Célèbes, aux Mo-

luques, il y a si peu de frein dans la débauche, que les pères y cueillent souvent les premières fleurs de leurs filles, sous le prétexte que quiconque plante un arbre a bien le droit d'en goûter les fruits !

Dans l'Europe moderne, le libertinage et la volupté ont repris leur empire ; dès avant le XIIIe siècle, les républiques italiennes, surtout Venise et Florence, nageaient dans l'abondance et dans l'opulence, et là comme à Rome on vit se multiplier tous les vices et la plus honteuse corruption morale.

Avignon, où le siège de la papauté fut plusieurs fois transféré, participa de la même dépravation ; il était presque impossible qu'un grand concours d'ecclésiastiques astreints au célibat se garantît complètement de tout rapport sexuel au sein des richesses et de l'oisiveté. Boccace, Pétrarque, Dante, ont fait les peintures les plus vives des dissolutions du clergé et des moines de leur temps. D'ailleurs l'immense concours d'étrangers de toutes les nations, que les pompes de la religion et la curiosité attiraient au centre du monde chrétien, vint multiplier les causes de la prostitution et d'autres désordres à Rome, devenue, dans le moyen âge, la maîtresse des rois et des peuples superstitieux.

Avignon eut aussi ses lieux de débauche, solennellement organisés en 1347 par la reine Jeanne de Naples, comtesse de Provence (1). Déjà le sénat de Venise avait eu la précaution d'établir des maisons semblables ; nos villes du Midi en réclamèrent en 1201. Charles VI et Charles VII fondèrent des *abbayes* toutes pareilles à Toulouse ; ils permirent des rues chaudes à Paris. Les papes Jules II, Léon X, Sixte IV, Clément VII, autorisèrent aussi des lieux de débauche, en réservant les profits pour les couvents des pénitentes madeleines.

____

(1) Abbé Papon, *Histoire de Provence*, t. III, p. 180.

Il y avait un roi des Ribauds, sous Philippe-Auguste, et les filles folles suivant la cour étaient tenues, au mois de mai, de lui faire son lit (1). On sait que la plupart des seigneurs jouissaient du droit de *jambage* et de *marquette*, de *cuissage*, de *prélibation*. Les chanoines de la cathédrale de Lyon les possédaient également et l'évêque d'Amiens les conserva jusqu'en 1335.

Tous les chants des troubadours, des docteurs de la science gaie, nous ont laissé à foison des histoires dissolues des débordements des nobles et des ecclésiastiques.

Depuis le XIIe siècle jusqu'au XVe siècle, et encore depuis eux, on a vu les écrits licencieux du curé de Meudon, Rabelais ; de Beoralde de Verville, chanoine de Tours ; de Coquillart, official de Reims, et les étranges sermons des père Maillard, Monot et Barbette. Tel était alors

(1) SAINTE-FOIX, *Essais sur Paris*, t. I, p. 97.

le clergé, censeur des mœurs ? N'était-il pas étrange que les évêques eux-mêmes aient orné leur front, précisément de la même mitre, qui formait la coiffure des prostituées de l'antique Rome, comme leur crosse est le *lituus* des augures observant les poulets sacrés (1). Les scandales d'Alexandre VI, parmi tous les papes, sont si avoués dans sa vie infâme et ses débauches, cités par Guichardin, Machiavel et d'autres historiens, qu'ils firent époque même dans les fastes de la débauche.

La cour des Médicis à Florence et à Rome sous Léon X sut allier la dissolution à la magnificence et au noble patronage des lettres ; l'éclat de leur renommée a distrait de l'examen de leurs débauches ; jamais cependant la prostitution et des amours plus honteux ne furent si communs qu'alors dans presque tout le clergé d'Italie ; on en vit des exemples par le cardinal

(1) Abbé Nadal, *Mémoire de l'Académie des inscrip.*

Bembo et Ange Politien. C'est de cette époque que datent les ouvrages orduriers de l'Arétin et de Jean de la Casa, archevêque de Bénévent (1), les poèmes licencieux de l'Arioste. L'exemple des vices passa bientôt les Alpes et s'établit en France au règne du galant François Ier. Les femmes appelées à la cour y apportaient le luxe, les intrigues et leurs faveurs, non toujours sans danger, parmi les seigneurs.

Les beaux-arts commencèrent à naître et déjà le château de Fontainebleau contenait des peintures lubriques, qu'on fut obligé plus tard de faire disparaître. Brantôme a conté des scabreuses aventures des *honnestes dames* de son temps ; une princesse, Marguerite de Navarre, n'a pas dédaigné de nous faire part aussi des bons tours d'amour qui produisaient quelques joyeux esclandres à ces époques.

Bientôt parut Catherine de Médicis, accom-

______

(1) *Il Capitolo del forno.*

pagnée de tous les vices italiens ; elle vint
en infecter la France, au milieu des troubles
naissants du calvinisme. C'est de cette époque
que datent les plus honteuses corruptions, car
elle employait à ses desseins la prostitution et
jusqu'à de honteuses manœuvres dans les plaisirs.

Divers historiens écrivent que ce fut par les
Italiens qu'on apprit la première connaissance
des pratiques dégoûtantes qui énervaient la
jeunesse de Charles IX et de Henri III au milieu de ses mignons. Les jeunes seigneurs se
provoquaient entre eux à des infamies jusque
sous les portiques du Louvre, tandis que les
processions de flagellants nus, hommes et
femmes, parcouraient les rues de la capitale en
mêlant les débauches et l'obscénité à la dévotion.

On a dit que la maladie vénérienne, apportée
d'abord du siège de Naples par l'armée de
Charles VIII, s'était promptement propagée à

cause de ce débordement général de mœurs italiennes au xve siècle et au suivant. Dès lors ce danger, s'il ne corrigea pas les vices, mit du moins un frein aux désordres publics, parce que les ravages du mal étaient si terribles qu'il n'épargnait ni papes, ni rois, ni cardinaux. Oberlin et d'autres savants ont dit que cette seule terreur avait comprimé la dépravation générale, même parmi le clergé, qui auparavant fréquentait librement les lieux de débauche, soit en Allemagne, soit en France. Il y eut moins de célibataires et une foule d'ecclésiastiques, qui désiraient obtenir la permission de se marier, passèrent dans le parti de la réforme qui les rendait à l'état naturel.

A la cour d'Henri IV, on recherchait plutôt la volupté que la débauche, réprouvée du reste par les sévères calvinistes. L'amour sembla même exilé sous Louis XIII et bientôt on vit naître les précieuses, ces *Jansénistes en amour*, comme les appela Ninon. Ce n'est que sous le règne d'Anne d'Autriche, et parmi les désordres de la Fronde que reparurent, suivant Saint-Evremond, les plaisirs de la galanterie, mais contenus sous l'apparence de la décence.

Enfin, à la mort de Louis XIV, le libertinage le plus effréné rompit toutes les barrières sous Philippe d'Orléans. On sait qu'il en donna lui-même des exemples trop fameux avec son digne ministre, le cardinal Dubois.

Les seigneurs de ce temps se plongèrent dans un luxe et des débordements effroyables en renouvelant des orgies dignes des empereurs romains. Si elles furent interrompues, ou cachées pendant le ministère du vieux cardinal Fleury, la jeunesse de Louis XV ne pouvait leur échapper, et bientôt ce faible prince ramena le règne des femmes et celui des délices autour du trône et donna l'exemple de la plus ignoble prostitution.

C'est ainsi que la dépravation amena la dé-gradation fatale des races illustres de la nation : un Parisien témoin de cette décadence a écrit ces lignes : « La santé s'affaiblit, la vie des
« hommes se raccourcit et l'espèce diminue. Le
« Français n'a plus ce bon tempérament qui
« lui était autrefois si naturel, et dont il était
« peut-être redevable à son climat. On remar-
« que en général que, depuis un demi-siècle,
« la nation ne jouit pas de toute sa vigueur ;
« et c'est peut-être, pour le dire en passant,
« à cette cause qu'il faut attribuer en partie les
« échecs que depuis quelque temps ont reçus les
« armées françaises qui ont, il faut en conve-
« nir, toujours la même bravoure, mais qui
« n'ont plus la même force... Cause à laquelle
« l'administration générale ne fait pas assez
« attention, mais qui, cependant, est souvent
« l'origine de la décadence du gouvernement
« politique et civil. Lorsque les hommes ne

« jouissent pas, pour m'exprimer ainsi, de toute
« leur puissance, les armées ne jouissent pas
« de toutes leurs forces. Il semble que la nature,
« chez les Français, tende à sa fin, ce sont des
« Sybarites, des Perses amollis. En voyant
« cette foule d'hommes qui composent les hau-
« tes classes de l'Etat, surtout à Paris, on croit
« voir une société de malades, on pourrait
« leur appliquer ce bon mot d'un ancien : *que*
« *dans la ville les morts marchent.* L'âge qui
« marquait autrefois le premier degré de force,
« c'est précisément aujourd'hui celui qui indi-
« que le dernier degré de caducité. Cette capi-
« tale et le reste du royaume sont peuplés
« de vieillards de 25 ans, citoyens qui sont prêts
« à mourir, tandis que les hommes des autres
« nations commencent à vivre. Et une preuve
« que c'est la débauche des femmes qui contri-
« bue à ce dépérissement, c'est que les hommes
« du dernier commun, ceux qui n'entrent pas
« dans la scène de la corruption générale, sont

« entièrement robustes et jouissent d'un bon
« tempérament (1). »

Or, *ces hommes du dernier commun* se sont
levés et les puissants du siècle se sont trouvés
faibles dans la lutte contre eux !

(1) *Le Pornographe, ou idées d'un honneste homme
sur les prostituées*, 1776, p. 233.

V

La volupté dans ses résultats sur la santé
et la vie humaine.

V

LA VOLUPTÉ DANS SES RÉSULTATS SUR LA SANTÉ
ET LA VIE HUMAINE

On remarque dans les tableaux qui précèdent sur la volupté à travers les âges, quelles circonstances ont aidé au développement de la corruption. D'abord les climats chauds, qui excitent de bonne heure la puberté, déployant la sensualité la plus lascive sur ces terres fécondes, disposant sans cesse aux délices et à la volupté.

L'extrème facilité de se procurer les jouissances a produit fatalement, et à bref délai, la satiété ; l'homme ne pouvant suffire à la femme, il faut trouver un frein à leur perversité ; on les enferme alors dans des harems et pour prévenir toutes tentatives de désordres on en confie la garde à des émasculés ; dans ces harems où le défaut d'homme se fait trop sentir, l'instinct de la lubricité invente alors des satisfactions coupables, des jouissances ou solitaires ou trompeuses entre personnes du même sexe. Dégoûté de plaisirs naturels trop prodigués en son sérail, l'Asiatique en sollicite d'autres plus raffinés chez son sexe, et c'est ainsi qu'il y a plus de vices, là où la nature promettait le plus de bonheur.

Le libertin est comme le gourmand blasé, à qui les aliments sains déplaisent par satiété : dès lors il lui faut de nouveaux ragoûts plus épicés, des saveurs plus piquantes, à mesure que ses organes sont émoussés davantage par l'abus de la faculté de sentir.

Il n'y a plus d'outrage épargné à la pudeur dans le délice de la passion effrénée en ces repaires où se cachent leurs turpitudes, aussi l'on y vient comme aux rendez-vous de tous les vices. L'on a remarqué que la femme qui a vendu sa pudeur devenait capable de commettre toute espèce de scélératesse ; c'est aussi par la corruption la plus infâme que Catilina avait lié ses complices, car il est certain que des jeunes gens célibataires ou indépendants, perdus d'honneur et criblés de dettes par suite de débauche, n'ont plus rien à perdre, mais au contraire, ont tout à gagner dans les bouleversements d'Etats.

La même raison qui fait envisager les voluptés corporelles comme le souverain bien aux libertins, leur fait aussi considérer la douleur comme le souverain mal; mais de ce qu'ils sont efféminés ou affaiblis par l'abus des jouissances, il en résulte qu'ils sont excessivement lâches ; la crainte et la lâcheté du caractère étant les éléments ordinaires de la cruauté. On se venge avec d'autant plus de fureur et de malignité de son ennemi, qu'on se sent plus faible ou qu'on le redoute davantage : et l'on se trouve d'autant plus blessé d'amour-propre, qu'on se reconnaît intérieurement plus méprisable.

Ce sont là les causes de ces étranges férocités que tous les princes impudiques ont montrées, comme Tibère, Caligula, Néron, Héliogabale, Borgia, etc. Les souverains asiatiques, du sein de leurs harems, ordonnent les supplices les plus épouvantables ; Catherine de Médicis a sollicité le massacre des protestants, et combien de délicates créoles, au sortir des jouissances les plus lascives, ont fait autrefois déchirer à coups de fouet des malheureux nègres sous leurs regards ?

Quelles sont encore les mœurs des prostituées? Ne voit-on pas se mêler à leur dévergondage, le vol, le parjure, les noires trahisons, la dissimulation, la perfidie ? Basses et rampantes par instant, prodigues et insolentes par l'orgueil de la prospérité ; joignant les caprices ou les extravagances bizarres à l'inconstance, emportées

dans leur vengeance et lâches à l'excès, lorsqu'elles sont convaincues de fautes graves.

Tout ce qui tend à diminuer l'énergie de chaque sexe et à l'affaiblir, comme la débauche, est
contraire à la propagation ; ainsi plus les sexes
s'abandonnent entre eux à une incontinence
illimitée et neutralisent, par leurs débordements,
l'ardeur de l'amour, plus ils se dégradent et
moins ils remplissent le but de l'union sexuelle.

C'est pourquoi les courtisanes sont presque
toutes stériles ; elles défont sans cesse l'ouvrage
de l'amour et donnent raison à cet axiome :
dans les sentiers trop frayés l'herbe ne pousse
jamais ! Ainsi la corruption des mœurs est op-
posée à la population. L'on a remarqué que les
filles publiques qui ne produisent point d'enfants, à cause de cette profusion de jouissances
lascives qui les énerve, deviennent fécondes
lorsqu'on les force, par la réclusion ou un mariage régulier, à une économie salutaire de la
volupté. La continence, au contraire, sagement

comprise, facilite la prolification, c'est pourquoi la facilité des jouissances est un mal, tandis que la difficulté est un bien.

Et non seulement nous serions rassasiés et même révoltés par ce lubrique abandon **qu'une** Messaline ferait de ses appas, mais la **pudeur** du sexe et sa cruauté deviennent au contraire le plus doux assaisonnement de la volupté et le stimulant le plus vif de l'ardeur amoureuse. Combien ajoute de charme à cette passion l'idée de la vertu qui cède à peine et flatte ainsi notre amour-propre ! Combien la rareté, la difficulté irritent la concupiscence chez les animaux eux-mêmes !

La pudeur est encore une coquetterie inspirée par la nature à toutes les femelles, pour atteindre plus souvent le but de la généra-tion.

Cette retenue perfectionne davantage **la** sécrétion prolifique et augmente l'émission ;

elle tend, ainsi que la jalousie des mâles entre eux, à l'ennoblissement de la race.

Ainsi toute séparation, toute opposition, toute barrière, tout obstacle qui ne fait que retarder le plaisir, avive le besoin et ouvre l'une des plus délicieuses sources de l'amour, la volupté !

On a dit que l'amour donne de l'esprit aux filles, il n'en inspire pas moins aux garçons ; quel amant ne devient pas éloquent et même poète, n'aspire pas à plaire par ses qualités morales comme par le physique ?

Il est évident que le courage et la vigueur dépendent beaucoup de la modération en volupté, c'est-à-dire de l'émission modérée de la semence. Au contraire, de tout temps on a observé combien le sperme, par son évacuation excessive, affaiblissait le cerveau. Les anciens l'appelaient *stilla cerebri*, ou écoulement du cerveau.

Le sperme résorbé dans l'économie imprime

une activité extraordinaire à toutes les fonctions, tend tous les systèmes et principalement le système nerveux ; de là viennent les chaleurs de l'imagination, l'impétuosité que la puberté développe, mais ces qualités disparaissent par la profusion abusive d'évacuation.

C'est donc le sperme qui stimule le plus ardemment toute l'économie, il est certain en effet qu'on n'est point capable d'exaltation intellectuelle avant la puberté.

Si l'on se représente deux amants à la fleur de l'âge, avec toute la ferveur de leurs premiers amours, doux, innocents et fidèles, exhalant dans leurs haleines embrasées, dans leurs ardents soupirs, ce feu qui dévore, nous ne savons quelle ardeur vive, exaltante, sort de tous les pores, dans des transports qui leur font perdre la tête. Si leurs bras s'enlacent, si dans une danse tourbillonnante ils sont perpétuellement en contact, par leurs regards, leurs attouchements, leurs approches, la sympathie s'établit, la chaleur se communique, *on sue le sperme*, et cette séduction inévitable est bientôt le prélude des plus ravissantes extases. Oui, cette impression brûlante des sexes, l'un envers l'autre, lorsqu'on s'y oppose, trouve son excuse dans sa propre énergie. C'est la grande voix de la nature qui retentit au fond de tous les cœurs et les égale, quelle que soit la distance des rangs et des distinctions sociales.

La femme est peut-être plus exposée à ces désirs voluptueux que l'homme. Chez elle un appareil intérieur d'organes éminemment sensibles, surtout à l'époque du tribut menstruel, une loi de pudeur plus sévère, qui, comprimant davantage les désirs, les redouble par la contrainte, une imagination plus mobile, un cœur plus tendre, des sens plus délicats et plus irritables, tout conspire à susciter chez la femme une exaltation voluptueuse dont elle n'est pas maîtresse. C'est pourquoi on trouve plus de folles que de fous par amour dans les asiles d'aliénés.

L'épuisement qui succède à des jouissances trop multipliées rend les hommes impuissants à 30 ans. Si les animaux, après l'époque du rut, sont tellement défaits et affaiblis que leurs chairs deviennent mollasses et flasques, leurs poils, plumes, écailles, etc., muent et tombent, l'homme est aussi extrêmement débilité par de semblables excès, quoique sa faculté d'engendrer en tous temps, par suite d'une nourriture abondante, répare en partie ses pertes et les lui rend moins funestes qu'aux autres espèces.

Arétée (1) dépeint en ces termes l'homme épuisé :

« Il marche courbé et abattu, pâle et triste,
« comme les vieillards, son corps prend même
« les marques anticipées de la décrépitude, il
« devient lourd, cassé, est relâché, énervé, re-

____

(1) Arétée, *Diut. morb.*, II, ii, c. 5.

« froidi. Ses membres se meuvent à peine,
« l'esprit tombe dans l'imbécillité, les jambes
« ploient sous le faix, il n'a ni courage, ni
« force, ni goût de rien ; l'estomac n'apprête
« plus les aliments, tous les sens s'émoussent,
« il est sujet à tomber en paralysie. »

On observe enfin que le dépérissement rapide de toutes les facultés physiques et morales est le funeste fruit des excès de volupté. Chaque excrétion de liqueur séminale équivaut à la perte de vingt fois plus de sang (Buffon).

En résumé, on peut dire qu'il n'y a aucune chose qui fane davantage le cœur, qui blase plus la sensibilité, qui déprave et corrompe plus profondément le goût que les jouissances débordées, que cet ignoble et dégoûtant abrutissement dans lequel plongent et le libertinage et la licence des amours.

C'est donc réellement la perte exagérée de la semence qui conduit à ces résultats. En effet, en retranchant les organes sécréteurs du

sperme, on coupe, pour ainsi dire, les nerfs de
la pensée, cela se voit clairement chez les eunuques. Ces êtres malheureux, réduits à la vie
individuelle, végètent dans une perpétuelle ado-
lescence d'idées et de sentiments.

VI

**Chasteté et continence dans leurs effets.
Impuissance temporaire.**

VI

CHASTETÉ ET CONTINENCE DANS LEURS EFFETS.
IMPUISSANCE TEMPORAIRE

La nature, en appelant tous les êtres à remplir le grand œuvre de la reproduction, se trouve souvent en opposition avec la pratique établie dans les sociétés humaines. Et si d'un autre côté elle provoque le rapprochement des sexes par l'attrait du plaisir, de l'autre elle punit quelquefois avec une extrême sévérité ceux qui sont rebelles à ses lois. Ainsi le priapisme, le satyriasis, les pollutions nocturnes, la masturbation, la nymphomanie, n'ont souvent pas d'autre origine.

Ce n'est pas toujours par de graves maladies que l'homme qui observe la chasteté est puni de sa désobéissance aux ordres immuables de la nature ; il ne connaît ni les douceurs de la paternité, ni les charmes de l'amour, il vieillit isolé, triste et mélancolique.

La vie chaste développe presque toujours l'égoïsme, elle imprime au caractère une dureté particulière. Les effets de la continence, strictement gardée, peuvent varier chez les différents individus, en raison de l'âge, du sexe, du tempérament et autres dispositions particulières de régime auquel ils s'assujettissent et des privations qu'ils s'imposent.

Les hommes dans la force de l'âge et doués d'un tempérament vigoureux ; les femmes par leur nature plus ardente et moins distraite ; tous les individus de l'un ou de l'autre sexe, qui se nourrissent d'aliments succulents, et qui ne craignent pas d'éveiller leurs sens par la pensée, des images et des lectures lascives, sup-

portent difficilement cette privation, surtout
lorsque les organes génitaux ont été excités par
des jouissances prématurées. Dans le cas contraire, la stricte observance du vœu de chasteté
ne produit sur l'organisme général aucun genre
d'altération.

Le célibat perpétuel paraît être bien plus
contraire à la femme qu'à l'homme. Observez
ces filles chlorotiques, langoureuses, semblables
à ces fleurs pâles, qui attendent les rayons fé-
condants de l'astre qui les anime. On les voit
couler de tristes journées loin des feux de
l'amour.

Les anomalies du flux menstruel, l'inertie
générale de toutes leurs fonctions, les accidents
innombrables de l'hystérie, le dégoût, ou
d'étranges désirs altèrent leur santé. Telles
étaient les vestales chez les Romains, telles
furent les vierges du Soleil, dans le temple de
Cusco, telles sont encore, parmi nous, ces mal-
heureuses filles qui se consacrent dans l'ombre

des cloîtres au Seigneur par des vœux éternels.

Une continence absolue occasionne des effets dont il serait facile de citer des exemples ; Buffon parle de celui d'un ecclésiastique qui, désespéré de manquer trop souvent aux devoirs de son état, se castra lui-même.

Les irradiations, les réactions puissantes des organes de la reproduction ont encore plus d'empire sur la constitution des femmes. Du moment où cet appareil est entré en fonctions, il envahit en quelque sorte tout l'organisme, il le gouverne, le modifie et quelquefois le dérange et le bouleverse, soit parce que, non convenablement exercé, il végète et languit, soit parce que, irrité, exalté, il communique à toutes les parties et notamment au système nerveux le trouble et les fureurs dont il est tourmenté. Dans ces derniers cas et lorsque cette exaltation de l'appareil est au plus haut degré, il en résulte ce qu'on appelle la fureur utérine.

D'autres phénomènes très variés peuvent être

rapportés à la même cause ; différentes observations sur les maladies occasionnées par le
célibat absolu ou par les jouissances incom-
plètes et superficielles du cloître, formeraient
un catalogue effrayant. Hoffmann nous a donné
l'histoire d'une religieuse qui fut sujette pendant longtemps à des accès d'hystérie, qui ne
cessaient que par une excitation des organes
primitivement affectés et dont la force d'irrita-
bilité accumulée et concentrée par la continence
avait besoin d'être employée et dépensée par
les impressions de la volupté.

Tissot a cité un autre exemple non moins remarquable, c'est celui d'une jeune fille qui, forte
de sa religion et de ses préjugés, résistait au
tempérament le plus voluptueux, mais qui était
sujette à des jouissances involontaires et souvent déterminées par la seule odeur de son con-
fesseur, que d'ailleurs sa décrépitude et son
aspect hideux rendaient moins propre à rallu-
mer les feux de l'amour qu'à les éteindre.

Malgré les changements opérés dans les mœurs, les médecins ont encore souvent l'occasion de constater, par plusieurs exemples, les désordres et les effets dangereux qui résultent d'une oisiveté absolue, ou d'un emploi non convenable des organes de la reproduction chez les femmes.

On peut affirmer que la continence parfaite chez l'homme, c'est-à-dire l'abstinence volontaire des plaisirs vénériens, est un mythe et qu'il est aussi illusoire de vouloir se soustraire à la fonction de reproduction, qu'il serait vain de faire vœu de ne plus respirer ni digérer.

Nulle fonction organique, surtout celle si importante de la génération, n'est à la merci de la volonté humaine.

L'homme n'est pas libre de les exercer ou de les réprimer au gré de ses caprices. La nature ne s'accommode pas des conventions sociales, elle est immuable dans ses lois, et si elle

a donné à tous les êtres des organes de reproduction, c'est qu'elle a voulu qu'ils accomplis-
sent la fonction à laquelle ces organes sont
affectés. Seuls les sujets frappés d'imperfection
peuvent rester fidèles à des vœux de continence
et de chasteté.

Pendant l'abstinence, en effet, les vésicules
séminales se remplissent et, lorsque leur état
de plénitude est trop grand, il sollicite les pollutions nocturnes ; mais si ces pollutions n'ont
pas lieu, l'accumulation persiste et augmente ;
les effets de cette continence exagérée donnent
lieu à des accidents, les uns locaux, les autres
généraux.

Chez les tempéraments vigoureux, ardents,
dit Debay, la continence prédispose et donne
naissance à des altérations multiples, à des
désordres génitaux. Alors ce sont des transports délirants, des gestes obscènes ; il y a
folie.

Le cervelet et la moelle épinière président en

effet à l'orgasme vénérien et le cerveau y participe.

Arioste avait observé qu'une continence trop prolongée engendrait d'affreuses maladies. Eusébie, femme de Constance, mourut victime de sa chasteté. Le prince Casimir de Pologne éprouva le même sort.

L'effet de l'abstinence est du reste facile à observer partout ; même chez les animaux, la privation de l'acte vénérien les conduit comme l'homme à l'onanisme. Burdach, Blumenbach, et plusieurs savants naturalistes, ont observé ce phénomène chez le chien, le chameau, les cerfs, l'ours, l'éléphant et surtout le singe.

Buffon a vu des canards et des coqs traiter en femelles des mâles plus faibles qu'eux. « En mettant ensemble dans une cage, des tourterelles mâles et dans une autre des tourterelles femelles, on les verra se joindre et s'accoupler comme s'ils étaient de sexe différent. »

Les religieuses meurent quelquefois plus vers

45 et 50 ans qu'à tout autre âge, leur vie est plus courte que celle des gens du monde.

Comme les puissances diverses de l'organisme sont mal équilibrées, lorsque quelque partie ne remplit pas ses fonctions attribuées par la nature, il en résulte un surcroît de force pour les organes plus exercés ; mais cette inégale distribution des facultés est presque toujours contraire à la santé.

On a regardé l'abus de la fonction génitale comme le plus pernicieux aux facultés cérébrales, non seulement pour affaiblir l'intelligence, mais encore pour énerver les fonctions sensitives et diminuer la durée de l'existence. Dans la religion indoue, le dieu de l'amour est Kâmadêva, on le nomme *Dieu du désir*, *agitateur de l'esprit, celui qui rend fou, celui qui enflamme, le destructeur du calme.*

Tous, de l'antiquité comme de nos jours, les hommes n'ont jamais été à l'abri des emportements de l'amour. Autrefois on le considérait

comme un sortilège, une sorte de délire analogue à celui produit par l'alcool ; pour le con-
jurer comme pour le provoquer, on avait recours à des puissances occultes. Les anciens
n'avaient pas pu trouver d'autres explications
de cette altération qui fait d'un homme intelligent et bon, un véritable aliéné.

Les poètes ont attribué la chasteté à Minerve
et aux muses, il est évident que par cette allé-
gorie ils ont voulu dire qu'il n'y a nul enthousiasme sans exaltation cérébrale et sans abstinence plus ou moins observée des fonctions génitales.

Il est bon de parler ici de certaines circonstances qui entravent la volupté, ou qui y portent tout en ne la désirant pas.

Quoique indispensable pour l'accomplissement
de l'acte de la reproduction, l'érection chez
l'homme n'est pas toujours à sa volonté ; tantôt
elle éclate contre son vœu et tantôt elle ne lui
obéit pas ; quelquefois, c'est en vain qu'agis-

sent toutes les irritations, qui d'ordinaire la développent, l'homme se trouve enchaîné au milieu de ses plus vifs désirs. Ces mécomptes qui l'affligent, le piquent, sont sans doute souvent la suite de la faiblesse et de l'abus, mais souvent aussi, ils proviennent de trop d'amour, d'une affection morale très profonde, quelquefois d'un sentiment de réserve et de crainte.

Jadis on rapportait à une influence magique cette perte subite qu'éprouvent les hommes et on dirigeait les foudres de l'Eglise contre ce qu'on appelait les *noueurs d'aiguillettes*. On a lu, sans doute, dans Montaigne, la manière dont il guérit un comte de ses amis, qui avait été saisi *de défaillance au giron même de la jouissance* et les règles de conduite que prescrit en ce cas, aux jeunes mariés, ce bon philosophe.

« Ils ne doivent, dit-il, n'y presser, ni taster
« leur entreprise, s'ils sont prêts, et vaut
« mieux faiblir indécemment à estrener la

« couche nuptiale, pleine d'agitation et de
« fièvre, attendant une autre commodité plus
« privée et moins alarmée, que tomber en une
« perpétuelle misère, pour s'estre estonné et
« désespéré, du premier refus. »

Il faut en ce cas, comme l'a dit le plaisant et
spirituel auteur de *l'Aiguillette* : « Temporiser
« comme Fabius et composer avec l'indocile
« liberté d'un organe, dont la volonté se plaît
« à contester avec la nôtre, qui se révolte
« contre la violence et résiste même à la flat-
« terie et aux caresses. »

Ce n'est pas que quelquefois l'érection ne
devienne tout à fait impossible, comme dans le
dernier âge, où elle s'anéantit irrémédiable-
ment avec la faculté procréatrice, dont elle est
préparatoire ; cela se voit même dans la force
de l'âge, lorsqu'on en fait un abus immodéré,
lorsque surtout on a pris l'habitude de ne la
faire naître que par des sollicitations indiscrè-
tes. La masturbation rend souvent aussi l'érection impossible.

VII

Rapports des sens avec les organes génitaux.

VII

RAPPORTS DES SENS AVEC LES ORGANES
GÉNITAUX

Il existe entre les organes génitaux et les
principaux appareils organiques une influence
respective offrant un certain intérêt.

En parcourant la classe des sens *externes* on
est d'abord frappé des nombreux rapports qui
lient les organes de la reproduction avec celui
du *toucher*.

C'est ainsi que ceux des organes génitaux
qui sont placés en dehors sont, comme on sait,
des lieux d'entrée en action, le siège spécial
d'un tact particulier si délicat, qu'on avait

8.

proposé d'en faire un sixième sens. Le docteur Cabanis faisait cette remarque que « l'épanouissement de la peau que procure ce tact en augmente le ton et lui donne une teinte plus animée, lui communique une douce chaleur, et transmet à l'appareil génital des impressions agréables qui tiennent celui-ci dans un état d'excitation habituelle. »

Le toucher qu'exerce la main de l'homme, lorsque cet organe embrasse et ceint, dans toute son amplitude, ce que les formes de la femme ont de particulièrement remarquable, par la rondeur, la fermeté, le poli des surfaces, ainsi que par la chaleur propre, influe considérablement sur l'appareil reproducteur en dehors même de toute autre impression. On le voit encore dans les premiers frôlements des mains, chez les jeunes amoureux, ce simple contact suffit pour faire monter au paroxysme leur passion récente ; plus tard ce sont des étreintes plus longues, des caresses plus hardies et enfin une fusion des deux êtres à la recherche du bonheur infini.

Le sens de l'*odorat* a avec les parties sexuelles une fréquente association d'action. Un auteur a dit : « La pensée a commencé dans la série animale par l'élaboration des perceptions olfactives (1). »

Les femmes voluptueuses de tous les pays et chez tous les peuples se disposent à l'amour par des parfums. J.-J. Rousseau n'a-t-il pas dit : « Le doux parfum d'un cabinet de toilette n'est pas un piège aussi faible qu'on pense, et je ne sais s'il faut féliciter ou plaindre l'homme sage que l'odeur des fleurs que sa maîtresse a sur son sein ne fit jamais palpiter. »

La lubricité de quelques personnes trouve un aiguillon puissant dans l'odeur qui caractérise le sexe opposé. « Les odeurs, dit Cabanis, agissent par elles-mêmes sur tout le système ner-

(1) Dr I. Soury, *Dict. de physiologie* de Richet, p. 788.

veux ; elles le disposent à toutes les sensations de plaisir, elles lui communiquent ce léger degré de trouble qui semble en être insépara-ble, et tout cela parce qu'elles exercent une action spéciale sur les organes où prennent leur source les plaisirs les plus vifs accordés à la nature sensible. »

Alexandre le Grand était aimé plus que les autres princes parce que son odeur était plus odoriférante (1). Henri III devint éperdument amoureux de Marie de Clèves, après s'être essuyé le visage avec la chemise (?) de celle-ci.

Le sens du *goût* ne répond peut-être pas à une aussi grande influence, mais cependant il est assez commun que les lèvres s'épanouissent, se rapprochent, se gonflent, se colorent dans le désir et que les caresses mutuelles, dont elles sont le siège et auxquelles dans les baisers passionnés le principal organe du goût s'as-

(1) Ferrand, *Traité de l'amour*. Toulouse, 1712.

socie lui-même, provoquent d'une manière sûre ou à peu près constante la disposition érectile des parties génitales.

Le premier salut qu'échangent certains animaux entre sexes différents pourrait faire croire que le sens du goût a un aussi grand pouvoir que les autres. Dans tous les cas, on peut dire que du *goût* et des couleurs il n'est pas permis de juger. Mantegazza (1) dit que, dans l'île de Panape, en Caroline occidentale, on allonge artificiellement les petites lèvres et le clitoris des jeunes filles pour accroître la volupté, et les amants saisissent avec les dents ces organes délicats pour les exciter.

Kubary dit que quelques-uns des insulaires de la Caroline placent dans la vulve de leur femme un morceau de poisson qu'ils lèchent. La femme est tellement excitée par cette manœuvre qu'elle laisse échapper son urine, le

(1) MANTEGAZZA, *L'Amour dans l'humanité*, p. 93.

mari la prend alors et la féconde. « Sur ce terrain, suivant Borel (1), les hommes de la race aryenne la plus pure et du plus haut degré ethnique se donnent la main dans une animalité fraternelle. Si le poisson mis dans la vulve panape vous fait horreur, je vous dirai qu'en Europe un officier plantait dans le vagin de sa maîtresse des quartiers d'oranges avant de les manger et que beaucoup aiment à recevoir sur leur ventre un des derniers produits de la digestion de leurs femmes ! »

Les rapports avec les sens de l'*ouïe* et de la vue sont moins distincts, mais ils n'en doivent pas, pour cette raison, paraître moins réels. Qui ne connaît, en effet, la nature particulière des idées et celle des sentiments et des besoins réveillés par la vue de peintures ou de sculptures dans leurs productions libres ? Les images de plaisir et de volupté sont sans contredit autant

(1) Borel, *Les Priapolythes*.

de puissants moyens d'exciter la sensibilité des organes de la reproduction! C'est la vue d'un jeune homme entre tous distingué qui fait battre le cœur d'une jeune fille et augmente son émoi. C'est par les impressions visuelles qu'est renforcé le besoin sexuel et c'est par elles que se base le choix. Les sensations auditives sont moins réelles, cependant dans les chants populaires, dans les opéras, dans les chants d'Eglise, c'est l'amour que l'on trouve toujours exprimé, et souvent le son de la voix de la personne aimée fait battre le cœur.

VIII

Accouplement et copulation des êtres organisés.

VIII

ACCOUPLEMENT ET COPULATION
DES ÊTRES ORGANISÉS

La volupté que la nature a jointe à l'union
sexuelle est le seul attrait de la reproduction,
attrait impérieux et tyrannique, contrainte presque aussi puissante que la nécessité ; car les
animaux y sont portés par un instinct plus fort
que la vie même.

De quelque manière que la nature eût pourvu
à la conservation de l'espèce, il n'est pas dou-
teux qu'elle n'eût toujours trouvé le secret d'y
intéresser les êtres ; mais il semble que l'attrait
qui naît de la variété des moyens que les sexes

y emploient, **surtout chez l'homme**, prête beaucoup de force à celui qui dérive de leur convenance.

Un homme aurait peut-être moins de penchants pour une femme qui lui ressemblerait davantage ; de sorte que la curiosité paraît entrer pour quelque chose dans le goût naturel qu'ils ont l'un pour l'autre.

Dans l'acte coïtal, l'embrassement ou l'enlacement à l'aide des membres antérieurs n'est réciproque que chez l'homme et quelques singes.

Parmi les singes, les perroquets, les pigeons et quelques autres oiseaux, le moment de la jouissance est précédé de baisers et de tendres caresses, comme dans l'espèce humaine.

Les singes, les chauves-souris, les hérissons, les porcs-épics, les phoques et les cétacés, s'accouplent ventre contre ventre, tandis que les autres espèces ont les mêmes habitudes que les quadrupèdes.

Les femelles et les mâles s'attirent et s'excitent mutuellement par des odeurs spéciales qu'ils exhalent en temps de rut et que des glandes sécrètent dans le voisinage des organes génitaux, comme on le voit chez le castor, le rat musqué, la civette, etc.

Chez l'homme, celui-ci tâche de faire naître les désirs que la femme repousse, pour en augmenter l'activité ; l'un par des amorces artificieuses engage le combat que l'autre tâche de faire durer pour rendre la victoire plus douce et la défaite plus honorable. C'est le moyen d'augmenter d'un côté le prix de l'objet qu'on défend et de l'autre l'ardeur de celui qui le poursuit.

Les mâles semblent avoir plus de volupté que les femelles, car celles-ci paraissent plus tranquilles et moins agitées par la jouissance. La femelle a une volupté douce, une sorte de félicité intime, tandis que le plaisir est pour ainsi dire poignant chez le mâle ; c'est ordinairement lui qui cherche et qui sollicite, la femelle attend et cède. Cette combinaison était nécessaire, parce que le mâle ne peut agir que par moments et à certains temps ; mais si la femelle qui est presque toujours en état d'agir eût sollicité le mâle, celui-ci eût bientôt été à bout de forces. Dans tous les animaux, il n'y a guère que le genre chat, chez lequel les femelles vont chercher le mâle ; on les entend au milieu des nuits exprimer en miaulements lamentables la violence de leurs désirs, ou plutôt l'excès de leur rage amoureuse.

Les femelles d'animaux ont aussi quelque pudeur, et ce sont communément les mâles qui les recherchent, car chez ceux-ci la fureur d'amour est d'autant plus grande qu'ils ont un plus grand nombre de femelles.

En général les unions sexuelles des quadrupèdes sont vagues et sans choix, le mâle prenant la première venue de son espèce ; mais la femelle recherche de préférence les mâles les plus robustes.

Rarement les animaux s'abandonnent à des unions adultères, elles sont presque toutes le fruit du caprice de l'homme. L'animal répugne de s'unir avec une autre espèce, indépendamment de la disposition des organes sexuels.

L'amour est d'autant moindre que les espèces sont plus éloignées entre elles ; ainsi un cheval aura plus d'amour pour une ânesse que pour une vache. Non seulement la fécondation n'a pas lieu entre les espèces très distinctes, mais encore l'accouplement est impossible. Les métis ne peuvent donc être produits que par des espèces très voisines, encore sont-ils ordinairement stériles.

L'homme est sans aucun doute l'animal qui peut faire l'amour avec le plus grand nombre de façons différentes, grâce à la flexibilité de ses mouvements et à la grande mobilité de son organe viril, qui n'est pas retenu sur l'abdomen par une gaine, comme cela existe chez grand nombre d'espèces.

L'homme recherche toujours la volupté soit dans les positions, soit dans certaines circonstances propres à la développer. Ainsi, le matin semble-t-il être choisi de préférence par beaucoup pour ce genre d'exercice, il est du reste le moment le plus favorable à la conception.

Au réveil le corps est fortifié et revivifié, il n'est pas recouvert d'habits qui le serrent, il n'y a pas eu de repas chargeant l'estomac, le travail, les soucis ne sont pas encore venus tourmenter l'homme. Peut-être les rêves de la nuit ont-ils fait passer d'agréables images dans son âme, le sommeil a effacé dans sa mémoire bien des choses qu'il cherche en vain à chasser pendant le jour ; il est couché dans un lit bien chaud, cette chaleur jointe à la position horizontale, fait affluer le sang aux parties les plus actives pendant l'acte sexuel ; l'activité des nerfs a son maximum d'intensité le matin, c'est alors que l'esprit voit plus clair et plus juste.

Les anciens avaient fait la remarque que les hommes et les femmes qui tissent la toile ont les sens plus excités que les autres : cela vient de ce qu'ils sont presque toujours assis, tandis que l'abdomen est en mouvement continuel. La position du tailleur paraît avoir le même effet. Les boiteux, ceux qui n'ont qu'une jambe sont d'ordinaire plus sensuels que les autres.

Les Figuræ Veneris de Forberg sont au nombre de 48, celles de l'Arétin de 36. Les livres indous en donnent plus de 100 !

Ambroise Paré (1) indique la meilleure :

« L'homme étant couché avec sa compagne
« et épouse, la doit mignarder, chatouiller,
« caresser et émouvoir, s'il trouvait qu'elle fût
« dure à l'éperon ; et le cultivateur n'entrera
« dans le champ de nature humaine à l'estour-

(1) Ambr. Paré, *Œuvres*, édit. Malgaigne, 1840, t. II, page 410.

9.

« dis, sans que, premièrement, n'ayt fait ses
« approches qui se feront en la baisant, aussi
« en maniant ses parties génitales et petits
« mamelons, afin qu'elle soit prise des désirs
« du mâle (qui est bon que la matrice lui fré-
« tille), afin qu'elle prenne volonté et appétit
« d'habitude à faire une petite créature de Dieu
« et que les deux semences se puissent rencon-
« trer ensemble, car aucunes femmes ne sont
« pas si promptes à ce jeu que les hommes ! »

La position le plus généralement adoptée dans l'accouplement est celle où la femme est renversée et l'homme entre ses cuisses.

Le docteur Brèche dit qu'au Soudan la femme aime à se tenir debout, elle se courbe en avant, les mains appuyées sur les genoux, tandis que l'homme se place par derrière ; on voit cette figure dans les peintures de Pompéi.

Au Loango, les nègres font l'amour de flanc. Le docteur Kersten raconte avoir vu à Zanzibar les hommes se plaçant sous les femmes qui meuvent leur corps, comme si elles voulaient moudre du grain ; ce mouvement qui accroît la volupté est enseigné aux jeunes filles par de vieilles femmes de la tribu, et il faut croire que cet apprentissage est difficile, car il dure quarante jours

Au Gerland, les femmes australiennes ont les parties génitales plus en arrière que nous, c'est pourquoi les hommes les prennent par derrière, à la manière des quadrupèdes.

Dans les lois canoniques européennes, on trouve qu'il n'est autorisé en amour que la recherche de concupiscences médiocres ; la seule volupté dans les caresses des femmes est blâmée, et si elle passe les bornes de la raison, c'est un crime capital. Cependant les caresses à la femme par derrière sont permises, si une femme est naturellement si grasse qu'elle ait le ventre en pointe qui s'oppose à l'approche de son mari.

En effet, saint Thomas dit qu'il n'y a point de

crime pourvu que ce ne soit pas à dessein de prendre des plaisirs excessifs, mais seulement pour des causes légitimes.

Certains législateurs ont réglé jusqu'au devoir conjugal. Zoroastre le prescrivait une fois en neuf jours.

Solon établit le minimum à trois fois le mois.

Mahomet ordonne que, si le musulman ne voit pas au moins une fois par semaine chacune de ses femmes, celle-ci a droit de demander le divorce.

Il n'est pas inutile de connaître jusqu'où vont les forces de l'homme et de la femme dans l'acte vénérien. Celle-ci paraît capable de soutenir plus d'assauts que celui-là ne peut lui en fournir. On cite Proculus, général Romain très vigoureux, qui déflora dix prisonnières de guerre sarmates en une nuit. Nous tenons de l'aveu d'une femme (moins intéressée qu'un homme à surfaire en ce genre) qu'elle compta onze actes complets du même homme durant une nuit !

D'ordinaire, ces sortes d'efforts ne passent guère 6 ou 7 actes au plus, avec émission de liqueur séminale, et les hommes qui tentent d'aller plus loin, ou n'évacuent plus, ou ne rendent quelquefois que du sang dans ce périlleux tour de force. Mais la femme en général résiste plus longtemps à des entreprises multipliées.

Une fille publique, déjà coutumière de plusieurs débauches réitérées, s'abandonna une nuit à 21 soldats, on ignore quel fut le nombre d'actes ; le lendemain elle éprouva une violente hémorrhagie par l'utérus et périt ensuite.

Il y a des nymphomanes insatiables ; l'histoire de Messaline est connue, elle soutint 25 assauts sans être satisfaite encore.

Il paraît donc qu'à cette escrime la femme vaudrait environ deux hommes et demi. C'est surtout après l'évacuation des règles qu'elle est plus ardente.

Les faits rapportés par Cabrol (1) de 40 coïts en une nuit et de 86 en deux nuits, par des hommes qui avaient avalé des cantharides, ou sont très exagérés, ou absolument maladifs et mortels, de sorte qu'on n'en peut rien conclure.

Si l'on demande pourquoi la femme se montre plus insatiable que l'homme dans la volupté, on peut répondre qu'il en est ainsi, parce qu'elle dépense moins.

Il est démontré que la femme ne répand pas de semence prolifique dans l'acte vénérien, mais seulement une sécrétion des glandes vaginales. Ainsi ayant besoin d'être sollicitée pour ce genre d'évacuation qui lui procure un orgasme voluptueux, et celle-ci n'épuisant pas la femme, la sensibilité reste toujours vive et agacée en cette circonstance, tandis que les excrétions répétées du sperme chez l'homme,

(1) Cabrol, *Alp. Anatom.*, observ. 17.

le privent d'un principe essentiellement stimulant, elles l'énervent plus promptement que l'immunité de ses désirs ne le lui persuade.

Enfin, outre la diversité de conformation des sexes, qui permet à la femme de toujours recevoir et de *ne dire jamais assez*, il s'agit de savoir si la jouissance est plus délicieuse pour ce sexe que pour l'autre.

La fable dit qu'il en coûta la vie au divin Thirésias, pour avoir décidé devant Junon, cette question en faveur de la femme.

En effet, si l'on considère que les femmes ont le système nerveux plus sensible et plus mobile que l'homme, une peau plus fine et plus délicate, que leurs embrassements sont plus intimes et plus intérieurs, que leurs seins éprouvent aussi de vives titillations, qu'elles succombent plus facilement à la séduction des douces caresses, on pourra convenir que leurs jouissances ont plus d'étendue et de connexions dans toute leur économie que chez l'homme ;

l'imprégnation semble se faire, chez elles, par le concours de toutes les parties du corps, frissonnantes sous l'impression de la volupté. Elles y mettent même plus d'abandon que l'homme, puisqu'elles surmontent et la timidité naturelle à leur sexe et l'idée toujours pénible de la grossesse et de l'accouchement pour les délices de l'amour.

L'on a dit encore qu'en ne cessant pas de recevoir l'homme dans la grossesse, la femme montrait un tempérament plus érotique que la femelle des animaux, dont la chaleur tombe aussitôt qu'elle a conçu : *Aussi sont-elles des bêtes*, suivant la réflexion d'une dame !

Mais d'ailleurs la superfétation avérée chez les lapins, les lièvres, les cobayes, les exemples de femelles de singe, qui reçoivent le mâle pendant la gestation, prouvent que cette prétendue chasteté chez les animaux n'existe pas absolument chez tous.

On peut même venger les femmes de l'imputation de ce Thirésias, qui possédait les deux

sexes et qui disait que *le plaisir a dix degrés,
la femme en érpouve neuf;* car les coquettes
sont plutôt froides que tendres. D'un autre
côté, si le divin Thirésias voulait prétendre
que la somme du plaisir éprouvé par la femme,
dépassait, quant à la durée, la somme de plaisir goûté par l'homme, il avait certainement
raison ; mais s'il voulait parler de la facilité
avec laquelle elle goûte celle de la volupté et de
sa fréquence, il se trompait.

La femme étant toujours prête à recevoir,
cela fait croire qu'elle n'en est que plus ardente, tandis que l'homme ne peut rien sans
érection préalable. Le docteur Baude (1) dit
que la femme est plus rusée, plus coquette que
voluptueuse, le besoin de jouissances n'entre
que très peu dans son amour. Beaucoup de
femmes n'éprouvent aucun plaisir dans les caresses de l'homme, sans pour cela être atteintes

(1) BAUDE, *Diction. de Méd. usuelle.*

d'*anaphrodisie*, l'amour physique ne leur est pas indispensable, malgré cela, elles conservent un sentiment de jalousie vis-à-vis de leurs maris et ne souffrent pas qu'ils aillent chercher en dehors d'elles d'autres satisfactions.

Dans nos climats, il se trouve beaucoup de femmes froides, selon la remarque identique de Rousset ; plusieurs d'entre elles souffrent plus que l'homme des abus du coït, et même paraissent ne ressentir aucun plaisir dans l'acte, sans être cependant stériles ; mais, ce qui paraît extraordinaire, elles ne sont pas moins jalouses de posséder seules le cœur et les embrassements de l'homme qu'elles ont choisi.

Dans les passions amoureuses, lorsqu'on a désiré d'une façon excessive un plaisir, si on l'obtient et qu'on en jouisse, la passion diminue généralement et meurt. Lassitude, ennui, dégoût, tel est ordinairement le résultat.

Jacques Ferrand (1) **raconte ce** qui suit :

« Hypétia, fille de Théon, le géomètre, estoit
« si docte et si accomplie, qu'elle surpassoit
« la vertu et doctrine de tous ceux de la ville
« d'Alexandrie, où elle lisoit publiquement la
« philosophie durant l'empire d'Horatius et
« d'Arcadius. Il advint qu'un escolier fut tel-
« lement épris de la beauté de son corps et de
« son esprit qu'il s'en affola. Mais un jour, ce
« jouvenceau lui ayant demandé la jouissance
« pour sa guérison, cette docte fille, qui n'igno-
« roit pas les préceptes de la médecine, tire
« de dessous sa robe un chapeau teint de ses
« fleurs menstruelles, en lui disant : « Tiens,
« voilà, jeune adolescent, ce que tu aimes tant,
« où il n'y a que vilénie. » Aussitôt l'ardeur de
« ce jeune homme fut amortie et le préserva de
« la mélancolie critique ! »

Ce moyen de détourner l'homme de la re-

(1) J. FERRAND, *De la maladie d'amour*, Toulouse,
1612.

cherche de la volupté peut avoir du bon parfois, mais en général il n'en est pas ainsi. La
désillusion ne produit chez l'amoureux qu'un
choc douloureux, et il n'en désire pas moins
celle vers qui vont ses pensées.

Lorsque la passion de l'amour voluptueux,
quelle que soit sa violence, n'a pour base que
les attraits passagers de la jeunesse ou de la
beauté, il est rare que la possession et surtout
que l'abus du plaisir ne finisse pas par amener
peu à peu l'indifférence et même le dégoût.
Quant à la cause de ce changement, elle est
facile à découvrir : c'est que l'amour est aveugle quand il arrive, et trop clairvoyant quand
il s'enfuit. C'est pourquoi on a dit que l'amour
est le délire des sens ; guerrier féroce, il attaque avec impétuosité, déchire sa proie, et la
dédaigne quand elle ne résiste plus.

IX

La volupté et la pudeur.

IX

LA VOLUPTÉ ET LA PUDEUR

Il est un fait digne de remarque, c'est que la
nature a pris, pour la conservation des espèces,
des précautions plus grandes que pour celle
de l'individu.

Ainsi, dans chaque espèce animale, l'attrait
qui pousse les deux sexes à se réunir, est la
passion la plus indomptable ; un mâle brave
tous les périls pour se rapprocher de sa femelle
en rut, il ne connaît pas d'obstacle, et souvent
il trouve la mort là où certainement il aurait
su l'éviter en temps ordinaire.

Mais, dans la nature humaine, la force de

cette passion la rend dangereuse, il est donc nécessaire qu'il y ait des causes naturelles ou artificielles qui retardent l'éclosion et l'essor d'une passion aussi redoutable que l'amour sexuel. La pudeur est la barrière élevée à cette intention.

Chez la femme, la pudeur est généralement plus forte que chez l'homme, mais aussi elle a des tendances à fléchir plus souvent. Quelle que soit la force de la pudicité chez la femme, due à l'instinct, à la prudence ou au devoir, il lui arrive de s'atténuer dans certaines circonstances. Le besoin d'intérêt personnel, des motifs frivoles ou même la simple curiosité poussent une femme à sortir des bornes de la pudeur.

La pudeur est un sentiment naturel, mais il est certain que s'il ne l'était pas, les femmes l'inventeraient par coquetterie. Elles n'ignorent pas que ce qui se cache a plus de prix que ce qui se laisse voir, et que si la vue des nudités éveille des désirs lascifs et violents, la grâce qui se voile en partie a une action certainement plus profonde.

La femme souvent semble détester ce qu'elle aime le mieux et vouloir aimer ce qu'elle hait, elle n'aime jamais mieux que quand elle affecte de haïr ; et celui qu'elle repousse le plus, est celui qu'elle aime davantage.

C'est précisément pour ajouter à l'intensité de la volupté que la nature inspire la résistance au sexe qui doit être vaincu. L'amour s'éteint lorsqu'il est trop facile.

Cette disposition était nécessaire pour le maintien de l'espèce ; car si la femme est prête à toute heure, l'homme ne peut engendrer que dans certains moments ; il fallait que celui-ci sollicite pour que celle-là semble refuser afin de stimuler davantage ses désirs vers la suprême volupté.

Si un arrangement contraire eût existé, et

que la femme eût recherché, et si l'homme n'eût
pu refuser, il aurait été bientôt épuisé, détruit,
et l'espèce humaine eût succombé par les
moyens mêmes destinés à la perpétuer.

X

Fraudes dans la volupté, leurs dangers.

X

FRAUDES DANS LA VOLUPTÉ, LEURS DANGERS

Dans l'acte génésique, le rôle de l'homme est de courte durée. Grimaud de Caux a dit :

« Tout est fini, lorsque le fluide fécondant a « été fourni par l'homme.

« Ses sens reprennent plus ou moins vite « leur empire, un moment aboli.

« L'égarement passager dans lequel il avait « été entraîné par les besoins génésiques se « dissipe, ainsi que la tristesse et l'abattement « qui en avaient été la suite immédiate. »

Que l'acte soit complet ou incomplet, il est

10.

toujours consommé par lui, dès le moment qu'il y a émission spermatique.

Chez la femme il en est tout autrement. La nature a doué ses organes d'une aptitude plus étendue, car ils doivent fonctionner plus long-temps.

Grimaud dit encore : « Chez la femme il a « suffi d'un instant pour déterminer dans son « organisme un ébranlement dont elle ressen- « tira longtemps les conséquences inévitables.

« La nature rassemblera là toutes ses forces. « La matrice subit une stimulation des plus « énergiques. Tout à l'heure elle vivait pour « son compte spécial, entretenant avec les au- « tres organes peu de relations indispensables « à l'économie générale ; elle ne retenait de sang, « que celui qui lui était nécessaire à cette vie « isolée ; maintenant, elle est à l'œuvre, car la « voilà qui appelle mystérieusement à son aide « le concours des autres systèmes et les autres

« systèmes n'auront garde de la laisser dans

« l'embarras. »

En un mot, la nature rassemble là toutes ses forces, pour accomplir son plus grand œuvre, l'œuvre d'une nouvelle création.

Si donc l'acte est incomplet, l'ébranlement nerveux se produit, et cet ébranlement est toujours la cause du spasme qui saisit la femme avec une énergie proportionnée à son tempérament particulier.

Le spasme n'est pas dû à l'excitation du sperme, car il précède souvent l'émission de ce fluide dans les actes complets, et de plus il a lieu par le simple effet d'un attouchement insolite provoqué par des organes autres que l'organe générateur du sexe opposé.

« Et quand tous les ressorts organiques ont

« été tendus au plus haut degré, on supprime

« tout à coup l'élément qui devait servir de

« point d'appui et de résistance, on fait agir

« tout cet ensemble de forces les plus précieuses

« dans le vide.

« C'est un leurre dont la nature doit être mal

« satisfaite et rarement celle-ci supporte qu'on

« se joue d'elle avec impunité. »

Les souffrances qu'engendre la pratique des fraudes sont chez la femme ou locales ou générales.

« Chez la femme, disent les docteurs

« Mayer (1) et Devay (2), si, à la fin de l'or-

« gasme vénérien, l'utérus n'est pas apaisé par

« le contact du sperme, il est menacé de tout le

« cortège des affections utérines qui se déve-

« loppent sous l'influence de la volupté non

« éteinte par le sperme. »

Platon comparait les parties sexuelles de la femme à « un animal glouton et avide, auquel

« si on refuse aliment en sa raison, il forcène,

« impatient de délai. »

(1) MAYER, *Des rapports conjugaux*, Paris, 1874.
(2) DEVAY, *Hygiène des familles*, Paris, 1858.

Un procédé à forme indirecte est le condom ou capote anglaise ; ce procédé offre de graves défauts.

« D'abord, dit, le docteur Gourrier (1), il ne
« comporte pas le secret absolu, puisqu'il né-
« cessite une mise en scène ennuyeuse et
« désagréable, dont la femme ne peut manquer
« d'être témoin. Ce spectacle choquant finit à
« la longue par émousser le sentiment si déli-
« cat de la pudeur, qui fait le plus grand
« charme de la femme. De plus, une enveloppe
« membraneuse appliquée aux organes exté-
« rieurs a l'inconvénient d'émousser la sensi-
« bilité et d'isoler les surfaces qui, dans l'acte
« de la génération, doivent être en contact
« immédiat.

« Enfin, sa solidité n'est pas toujours suffi-
« sante ; si l'enveloppe vient à se rompre, c'en
« est fait du moyen. L'esprit perd sa tranquil-
« lité, le but est manqué. »

(1) Gourrier, *L'Avenir du mariage*, Paris, 1871.

A ce sujet, voici une observation du docteur Bergeret, qui montre les conséquences funestes de ce procédé :

« Une femme de 36 ans avait eu plusieurs enfants d'un mari qui ne fraudait jamais. En même temps elle était pourvue d'un amant, avec qui elle avait des rapports durant les absences assez longues de son mari pour ses affaires. L'amant recourait au condom pour éviter une grossesse compromettante.

« Un jour ce médecin fut appelé près de cette femme qu'il trouva en proie à la désolation, à une angoisse inexprimable. Elle fit l'aveu de ses rapports frauduleux et dit que la nuit dernière, le condom dont se servait son amant s'était déchiré, qu'il ne s'en était aperçu qu'en se retirant et qu'elle avait une frayeur mortelle de devenir enceinte, par la raison que son mari, absent depuis deux mois, ne devait être de retour que dans un avenir assez éloigné ; elle disait en outre qu'elle avait de grandes dispositions à concevoir. Cette dame demanda s'il n'y avait pas un moyen d'empêcher une grossesse commençante ; sur la réponse néga- tive du médecin, elle manifesta l'intention de se tuer, et, finalement, quelque temps après, eut recours à une sage-femme, qui opéra sur elle des manœuvres dont elle faillit mourir. »

Il y a également du danger pour une femme ayant passé l'âge critique à se livrer à l'acte vénérien. La nature prescrit la cessation des fonctions sexuelles en mettant un terme à la menstruation (1).

Les dégénérescences de l'appareil reproduc- teur chez la femme, après l'âge critique, survien- nent souvent alors que le mari ou l'amant sont encore en pleine vigueur. La femme a souvent alors l'imprudence de se livrer encore aux étreintes désordonnées d'un homme qu'entraîne une passion trop lascive.

(1) David RICHARD, *Historie de la génération*, Paris, 1875.

Les rapports en temps de grossesse démontrent que l'homme est moins raisonnable que les bêtes. Beaucoup ne tiennent aucun compte de l'état de grossesse de leurs femmes, au contraire, ils y mettent moins de réserve qu'avant, car ils n'ont plus rien à craindre, et dès lors ils se livrent sans contrainte à leurs goûts de débauche.

La matrice ébranlée par de pareils excès, est troublée dans son œuvre de gestation et souvent l'avortement a lieu, non sans danger.

Une autre forme de fraude assez commune est le rapprochement incomplet, c'est-à-dire sans pénétration. Elle est illusoire.

Moriceau (1) dit à ce sujet: « L'action par « laquelle l'orifice interne s'ouvre et se ferme, « suivant les différentes nécessités, est entière- « ment naturelle et nullement volontaire ; c'est « ce qui a été fait fort à propos, car si le mou-

____

(1) MORICEAU, *Traité des maladies des femmes gros-ses*, 1721.

« vement de cet orifice dépendait de la volonté
« de la femme, il y en a beaucoup qui, par ce
« moyen, s'empêcheraient de concevoir en
« usant du coït. Plusieurs seraient assez mé-
« chantes pour expulser et rejeter quand elles
« le voudraient la semence qu'elles auraient
« conçue, afin de s'exempter des incommodités
« de la grossesse, et, dès lors, toujours en
« état de satisfaire avec volupté au désir insa-
« tiable de cette partie. »

Ces rapports en coït vulvaire ne préservent
que rarement de la conception et ont encore les
inconvénients de surexciter vivement le système
nerveux.

On place encore au nombre des fraudes, la
masturbation individuelle, c'est-à-dire la souil-
lure avec la main ; l'application de la langue et
des lèvres, que certains individus pratiquent
dans le but de provoquer un orgasme très intense
chez la femme ; l'acte par lequel la bouche

remplace le vagin et enfin la sodomie féminine.

Le plus grave des inconvénients des fraudes,
quelles qu'elles soient, est certainement celui de
la démoralisation de la femme.

La plupart d'entre les femmes qui tombent en
adultère ont des maris fraudeurs. Ceux-ci leur
ayant enseigné tous les raffinements de la
volupté, ayant eu la maladresse encore plus
grande, après avoir poussé avec elles la volupté
jusqu'à la satiété, de courir les aventures pour
varier leurs plaisirs.

Ces femmes, dont les sens sont surexcités au
plus haut degré et dont l'amour-propre est profondément blessé, finissent par mettre en pratique, à leur tour, avec d'autres hommes, les
leçons qu'elles ont reçues de leurs maris.

XI

**Maladies engendrées par les excès
de volupté.**

XI

MALADIES ENGENDRÉES PAR LES EXCÈS
DE VOLUPTÉ

Deux causes déterminantes de maladies graves découlent de l'abus des plaisirs sexuels : 1° la déperdition exagérée de la sécrétion spermatique ; 2° la dépense nerveuse excessive.

Le sperme est, comme nous l'avons déjà dit, la sécrétion la plus importante de l'économie générale. Non seulement le fluide prolifique est destiné à communiquer la vie, il doit encore entretenir la vie de l'individu. Il faut qu'il soit résorbé en partie, pour porter une vigueur toujours nouvelle aux fonctions vitales et contribuer, par là, à la prolongation de l'existence.

L'abus empêche cette résorption si nécessaire à la santé et provoque en outre une sécrétion trop abondante qui se fait au détriment des autres et épuise le corps.

Toutes les évacuations d'humeurs se font, à l'état de santé, avec facilité, sans **réaction sur** l'organisme. Il n'en est pas de même de celle du sperme ; il faut un ébranlement général, une convulsion de toutes les parties, une accélération de mouvement vital, pour lui donner issue.

« C'est une action très violente, **dit Haller,** analogue à la convulsion, qui par cela **affaiblit** considérablement et nuit à tout le système nerveux. » Il ne faut donc pas être surpris que l'acte vénérien, exigeant une si grande dépense de vitalité, devienne nuisible au plus haut degré lorsqu'on le réitère abusivement.

Un caractère propre aux maladies **nées** d'un excès vénérien, c'est l'état chronique. Elles ont une marche lente et progressive et présentent toutes le type d'une altération profonde.

Dans le commencement des excès génésiques, le corps ayant besoin de réparation, il se produit une augmentation d'appélit, les digestions se font rapidemment, mais cela ne dure pas. L'estomac devient le siège de sensations pénibles et douloureuses, puis le dégoût des aliments survient.

Lorsque la fonction digestive est troublée, d'autres fonctions de l'organisme ne tardent pas à se manifester. L'amaigrissement est un des effets les plus constants des abus vénériens.

Des prédispositions individuelles engendrent pour chacun une série de maux particuliers ; chez les uns, l'affaiblissement porte sur les organes respiratoires ; chez d'autres, les symptômes anémiques prédominent. Il y a affaiblissement, prostration des forces, essoufflements, palpitations et névroses.

La sensibilité du système nerveux, qui n'est plus modérée par la richesse du sang, s'exalte et détermine des névralgies violentes, interminables.

Les fonctions de la circulation étant activées par les émotions fréquentes et les ébranlements répétés du coït, il survient des battements de cœur, qui déterminent des lésions de cet organe, comme aussi prédisposent les sujets sanguins à l'apoplexie et à la paralysie.

Un grand nombre de médecins ont placé les excès voluptueux parmi les causes de ces affections, et la plupart des morts subites pendant l'acte vénérien sont dues à des épanchements de sang au cerveau, ou à la rupture d'un anévrisme. Il n'est pas rare que l'on ait à constater des faits graves de ce genre dans les maisons de prostitution.

Des maladies du cervelet ont souvent été reconnues chez les débauchés. Les maladies de la moelle épinière sont fréquentes également.

Nombreuses sont les maladies génito-urinaires, qui peuvent survenir par abus de plaisirs vénériens.

Chez l'homme, les écoulements et les rétrécissements de l'urèthre, le priapisme ou exaltation terrible de l'appétit vénérien, l'impuissance, les pertes séminales.

Chez la femme, la leucorrhée, les blennorrhagies, les ulcérations du col de la matrice, le cancer utérin, la fureur utérine, la stérilité, l'avortement.

Dans les deux sexes, l'inflammation du rein, celle de la vessie, l'incontinence d'urine et enfin la syphilis.

Chez les prostituées, il faut remarquer que, n'exerçant le coït que par métier et sans plaisir, on trouve moins d'affections nerveuses, mais aussi plus de maladies de matrice que chez les femmes d'un tempérament ardent et d'une lasciveté insatiable ou qui ont des rapports conjugaux accompagnés d'artifices pour éviter la conception.

Les excitations permanentes de la sensibilité, la déperdition incessante des forces vitales, tout concourt chez les voluptueux à l'ébranlement du système nerveux : spasmes, tremblements, convulsions, épilepsie, paralysie, contracture des membres, aberration de l'ouïe et de la vue.

Le docteur Oppenheim (1) attribue la fréquence de l'hypochondrie et de l'hystérie chez les Orientaux à l'abus qu'ils font des plaisirs vénériens.

L'affaiblissement, ou la perte des sens, particulièrement de l'ouïe et de la vue, ont été signalés de tout temps, comme suite des excès voluptueux ; presque tous les libertins ont les yeux rouges, larmoyants, fatigués, douloureux.

Sichel signale l'abus sexuel comme cause

(1) *Essai sur les maladies en Turquie* (Strasbourg, 1833).

puissante de la *cécité par amaurose* et ajoute que la rétine et le nerf optique perdent graduellement la faculté sensitive, qui finit par s'éteindre comme cnez les vieillards.

Hippocrate décrit les désordres qu'engendre l'abus du coït sous le nom de *consomption dorsale*.

« Elle attaque principalement les nouveaux mariés et les plus grands adonnés aux plaisirs de Vénus. Ils sont sans fièvre, ont bon appétit et maigrissent. Si vous les interrogez, ils répondent que des espèces de fourmis leur semblent descendre de la tête le long du rachis ; après la miction et la défécation, ils rendent du sperme en abondance et aqueux ; ils n'engendrent pas et ont des pollutions nocturnes, soit qu'ils couchent ou non avec une femme. En marchant, en courant et surtout en montant une côte, ils sont pris de gêne dans la respiration et de faiblesse. La tête est pesante, les oreilles tintent. Au bout d'un certain temps des fièvres fortes surviennent, le malade succombe par la fièvre *lypirie*. »

Celse dit aussi : « Les plaisirs de l'amour nuisent toujours aux femmes faibles ; leur fréquent usage affaiblit les forces et produit une foule de maux : les apoplexies, les épilepsies, les convulsions, la cécité, les tremblements, les paralysies et toutes les espèces de gouttes les plus douloureuses. »

Les pertes séminales involontaires s'observent très souvent dans la débauche. Il est des pollutions utiles, celles qui se manifestent de temps à autre, pendant la nuit, dans des rêves lascifs, chez les adolescents ou les adultes qui vivent dans la continence, elles remédient alors à la surabondance spermatique et sont suivies de soulagement. Mais si ces pollutions sont fréquentes et répétées toutes les nuits, sans être accompagnées d'excitations, si la semence s'écoule en bavant sans occasionner le moindre plaisir, alors c'est l'état de maladie, et la maladie est des plus graves.

Les excés vénériens produisent non seulement des maux de langueur, mais aussi quelquefois des affections à marche rapide et aiguë.

Hippocrate a laissé l'observation d'un jeune homme qui, après une nuit de débauche, fut attaqué d'une fièvre violente accompagnée de symptômes malins, qui se termina en quelques jours par la mort.

D'autres auteurs ont rapporté des faits semblables : Sauvage a décrit cette maladie, sous le nom de fièvre ardente des épuisés.

Chez les vieillards qui ne savent pas plus résister que les jeunes gens aux périlleuses jouissances, on en voit qui, pour mieux exciter leurs sens émoussés, ont besoin d'aiguillons puissants, et ils les demandent à la jeunesse et à la fraîcheur, à la beauté, aux grâces et à la variété. Pour attiser un feu éteint, il n'est pas de manœuvres qu'ils n'emploient, quelque coupables soient-elles !

Outre les maladies redoutables et la marche hâtive et précipitée de la vieillesse, ils ont à craindre la mort subite, résultat d'émotions désordonnées et d'efforts considérables.

Le temps qui blanchit leur tête n'a pas désenchanté leur esprit et il est bien vrai de dire avec ce penseur que :

« Le châtiment de ceux qui ont trop aimé les femmes est de les aimer toujours ! »

XII

La Fécondation et la Volupté.

XII

LA FÉCONDATION ET LA VOLUPTÉ

Les actes spéciaux de la fécondation commencent à proprement parler par l'accouplement, acte auquel concourent les deux sexes simultanément ; quant aux manœuvres et aux sensations, l'émission ou éjaculation du sperme la termine pour le mâle ; le phénomène correspondant chez la femelle est la progression de ce sperme dans les voies génitales et celle de l'ovule dans la trompe. Progression lente dont la durée est déterminée et dont l'étude conduit à fixer le lieu où s'accomplit la fécondation proprement

dite, c'est-à-dire la rencontre des deux éléments mâle et femelle.

Tous les actes qui composent la génération
peuvent être rapportés à cinq groupes :

1° Rapprochement de l'homme et de la
femme qui concourent à la reproduction.

2° Copulation, qui a pour but d'appliquer le
principe du mâle au germe fourni par la femelle.

3° La fécondation qui en résulte.

4° La grossesse, qui s'étend du séjour que
fait l'œuf fécondé dans la matrice et des premiers développements qu'il subit.

5° L'accouchement, qui consiste dans le dé-
tachement de l'œuf, son excrétion et la naissance de l'être nouveau.

La copulation est le seul acte génital qui
soit laissé à la volonté ; tous les autres s'exé-
cutent irrésistiblement, sans qu'il soit besoin
d'y intervenir et sans qu'on en ait même cons-
cience ; elle n'est qu'un acte préparatoire à la

génération, amenant la fusion, le rapprochement des matières, quelles qu'elles soient, que
fournissent l'un et l'autre sexe pour la formation de l'être nouveau.

C'est à l'ovaire que se fait la fécondation, le
sperme éjaculé par l'homme dans le vagin est
porté, par une action spéciale, à la trompe, à
l'ovaire et va y effectuer la conception.

Nous le répétons, la conception est un acte
qui s'accomplit sourdement, sans qu'on l'aper-
çoive et indépendamment de toute volonté.
Quelques femmes prétendent avoir reconnu
à un frisson, à une douleur à l'ombilic, à
un trouble quelconque, qu'elles devenaient
mères. Indépendamment que ces signes préten-
dus sont des plus vagues, le plus souvent la
conception se fait sans qu'on s'en doute, sans
qu'on sente rien, la volonté ne peut rien non
plus sur elle. Telle femme qui désire des enfants ne peut en avoir et telle autre devient
enceinte à chaque rapprochement. La même

ignorance où l'on est sur les phénomènes qui se passent, s'étend aux circonstances qui font qu'elle a lieu ou n'a pas lieu.

Puisque nous savons que l'homme éprouve toujours une sensation voluptueuse par l'éjaculation, voyons s'il en est de même chez la femme au moment où s'opère la fécondation.

Les deux conditions : naissance de désirs à l'époque de la puberté, apparition convenable des règles, font en général présumer chez une femme l'aptitude à la génération. On a vu des femmes devenir enceintes sans avoir jamais été réglées, quant à l'autre condition elle n'est pas toujours constante. Les femmes les plus fécondes sont souvent celles qui éprouvent le moins d'ébranlement dans la jouissance. La question de savoir si les femmes les plus amoureuses sont les plus fécondes, a été le sujet de grandes discussions, et plusieurs faits indiquent qu'un tempérament érotique, une constitution sensible, irritable, ne sont pas favorables à la conception.

Dans l'acte vénérien, nous l'avons déjà dit, la femme ne donne aucune liqueur séminale, par conséquent il n'est pas nécessaire qu'elle éprouve de la jouissance pour concevoir ; la fécondation peut avoir lieu pendant son sommeil.

XIII

Affections morales. — Peines d'amour.

XIII

Si l'amour est surtout le remède de la mélancolie, de l'hypocondrie, de la tristesse, de la nostalgie, du dégoût de la vie et du penchant au suicide ; si par l'amour l'homme fatigué des misères et des déceptions de la vie est transformé, que l'expérience sourit et que l'avenir s'illumine, l'amour, disons-nous, est aussi la cause de ces mêmes symptômes, de ces mêmes affections morales, s'il est contrarié.

Rien n'est plus pénible que d'être délaissé par la femme aimée ; la jalousie arrive alors et bouleverse l'âme. Tour à tour, tyran et esclave, le jaloux menace, injurie, maltraite : puis il s'apaise et se repent ; il s'humilie pour redevenir peu après aussi furieux qu'auparavant.

« Cette passion est la plus inepte qu'on puisse imaginer », a dit Montaigne ; en effet, on n'ose même pas avouer qu'on est jaloux. La jalousie ne meurt pas toujours avec l'amour, elle continue à se nourrir sur l'amour-propre et la vanité. Beaucoup d'hommes sont jaloux, non parce qu'ils aiment, mais parce qu'ils veulent qu'on les préfère ou qu'on les sache préférés. Il y a des jalousies de cette sorte absolument inexplicables : il y a des filles publiques jalouses à la fureur d'un homme auquel elles s'attachent spécialement tout en continuant à se prostituer à tout venant.

Dans le monde, une femme joue vis-à-vis d'un amant la plus grande tendresse, elle est jalouse au-delà de toute expression. Elle exige de lui les plus grands sacrifices, spectacles, fêtes, amis, il faut tout lui sacrifier. Plus tard il apprend des choses inouïes, elle avait le cœur vague et menait à la fois plusieurs intrigues amoureuses ! C'est à faire supposer qu'il y a dans le cœur place pour un amour vrai, à côté de ces habitudes de femmes à bonnes fortunes.

Il est des personnes qui jouent la jalousie; c'est souvent un moyen d'enchaîner l'amour d'autrui. Ce n'est pas assez de mensonges, de caresses calculées, il faut encore simuler la passion malheureuse, le cœur déchiré par la jalousie. Les âmes viles sont seules capables de cette infamie.

D'autres fois la jalousie est le propre de la force virile ; c'est celle d'Orosmane poignardant Zaïre, c'est celle de ce Romain qui, n'ayant pu obtenir la main de son amante, aime mieux la poignarder que de la voir passer dans les bras d'un autre. Des déceptions inattendues, de fougueuses ardeurs inapaisées, de violents désirs méconnus, ébranlent souvent la raison d'amants infortunés. On observe la monomanie ambitieuse chez ceux qui étaient dominés par des idées de grandeur, tandis que la fureur génitale se montre chez les malheureux qui n'étaient poussés que par le besoin impérieux des sens. La jalousie engendre une sorte de folie furieuse qui dégénère en manie.

Chez les femmes qui ont tant à souffrir des peines d'amour, on rencontre deux genres d'aliénation mentale qui leur sont propres. Ce sont la nymphomanie et l'érotomanie.

La nymphomanie est une manie caractérisée par un simple penchant violent pour l'union sexuelle, s'exprimant en gestes provocateurs et en propos obscènes, avec ou sans excitation physique des organes.

Au début la malheureuse, sans cesse occupée de pensées voluptueuses, s'abandonne au dérèglement de sa passion, assouvissant par des attouchements lascifs le besoin immodéré qui la domine. Plus tard, ne connaissant plus de frein, elle perd toute pudeur, provoque les désirs de l'homme qu'elle voit, par des gestes, des regards, des conversations lubriques. C'est alors que la raison perd tout son empire. On voit la jeune fille la plus timide transformée en bacchante éhontée.

Les femmes en général sont plus esclaves de leur organisation que les hommes ; il est beaucoup de celles-là pour qui les plaisirs des sens ont peu d'attraits. Parmi celles qui s'abandonnent au libertinage, il en est un grand nombre qui obéissent plutôt aux séductions du cœur et de l'esprit qu'à celles des sens. Mais, chose remarquable, quand une femme a franchi l'intervalle qui sépare la froideur de la volupté, elle est infiniment plus fougueuse et plus ardente que l'homme. Quelquefois même cela devient tellement exagéré, qu'il faut le regarder comme un état maladif. Une femme par exemple a un mari qu'elle n'aime pas ; dix ans elle reste insensible et froide. Elle prend un amant, bientôt il ne lui suffit plus, elle en a plusieurs, elle est insatiable, et la nymphomanie la plus immodérée devient sa ressource.

Esquirol (1) rapporte l'observation suivante :

« Une dame âgée de 32 ans, d'une taille élevée, d'une forte constitution, ayant reçu une brillante éducation, était mariée depuis quelque temps, lorsqu'elle remarque, dans ses relations de société, un jeune homme d'un rang plus élevé que son mari. Aussitôt elle devient violemment éprise de lui, elle murmure de sa position, ne parle qu'avec mépris de son mari, refuse de vivre avec lui, finit par le prendre en aversion ainsi que ses proches parents qui s'efforcent vivement de la ramener de son égarement. Le mal augmente, il faut la séparer de son mari. Elle parle sans cesse de l'objet de sa passion ; elle devient difficile, capricieuse,

(1) Esquirol, *Des maladies mentales*, 1839.

colérique ; elle s'échappe de ses parents pour courir après lui. Elle le voit partout, elle l'appelle par ses chants passionnés, c'est le plus beau, le plus grand, le plus spirituel, le plus parfait des hommes. Elle assure qu'elle est sa femme, que c'est lui qui vit dans son cœur, qui en dirige tous les mouvements, qui règle ses pensées, qui gouverne ses actions. On la surprend souvent dans une sorte d'extase, de ravissement ; alors son regard est fixe, le sourire est sur ses lèvres.

« Elle écrit souvent des lettres ardentes, elle fait des vers qu'elle anime des expressions les plus amoureuses. Pendant le jour ou durant la nuit, elle parle seule, tantôt à haute voix, tantôt à voix basse ; dans ces entretiens solitaires, tantôt elle rit, tantôt elle pleure. Malgré les soins les plus assidus, ce fâcheux état dure plusieurs années. Une maladie aiguë du cerveau enlève cette malheureuse dame. »

Dans l'érotomanie, la passion est plutôt dans

l'imagination, c'est un amour chaste, idéal, platonique. Cette affection se rencontre chez les femmes qui, exaltées par la fièvre dévorante d'amour, ne conservent aucun espoir de l'apaiser dans les bras de l'homme aimé. On l'a observée chez des jeunes personnes chastes et réservées, qui n'avaient jamais goûté les plaisirs sexuels.

On a vu des êtres amoureux de statues. Dans les couvents on rencontre souvent de semblables aberrations sentimentales ; des religieuses, des moines, deviennent amoureux de saints, de figures de vierges, et la passion ne tarde pas à dégénérer en folie. De là, les incubes, les démons familiers, enfants d'une imagination exaltée qui viennent, durant le repos des nuits, partager la couche de ces malades et leur procurer des voluptés défendues.

On a vu encore l'érotomanie sévir chez des femmes honnêtes et de bonne éducation, jusque-là sans reproches.

Parfois il arrive que les érotomanes sont mélancoliques et tristes ; ils pensent qu'ils ne sont jamais aimés, ils concentrent en eux-mêmes toutes les idées sombres qui les assiè-gent, tombent dans le marasme et finissent par mourir victimes de leur chagrin.

On a vu souvent des cas de monomanie et de suicide occasionné par les passions d'amour. Voici un exemple cité par le docteur Bour-geois (1), où l'on voit un cas typique de jalousie concentrée qui fit naître cette mono-manie.

« M. G..., doué d'excellentes qualités, mais d'une imagination et d'une sensibilité exaltées, se marie avec une jeune femme qu'il aime avec passion. Il goûte pendant un an les charmes d'une délicieuse intimité.

« Sans cause appréciable, on le voit devenir sombre, mélancolique, il fuit la société. L'ap-

(1) Docteur BOURGEOIS, *Des passions*. Paris, 1871.

pétit se perd, la nutrition devient languissante, de longues insomnies l'épuisent. Son épouse alarmée m'appelle pour lui donner des soins ; au bout d'un certain temps, voyant le mal s'aggraver, je soupçonne une affection morale, j'interroge mon malade avec prudence, je m'informe auprès de la famille. On ne sait rien.

« Cependant, sa femme, qui surveillait ses actions, découvre dans un endroit secret une boîte à pistolet qu'il venait d'y cacher. Elle lui demande raison de cet achat ; le malheureux se prend à verser des larmes abondantes et s'enfuit sans répondre.

« Un jour, il vient me trouver. Il est agité, ses yeux sont hagards, sa voix est troublée : « Je suis au désespoir, me dit-il, ma raison s'égare, je veux me tuer... sauvez-moi !... Voici du laudanum ; dix fois, j'ai voulu m'empoisonner ; je vais succomber !... »

« — Et qu'avez-vous donc, mon ami ?

« — Ce que j'ai... mais je suis jaloux à la

folie... ma femme ne m'aime pas, ne m'a jamais aimé, elle en aimait un autre avant son mariage. »

« La cause du mal m'était ainsi révélée. Le malheureux s'était mis en tête de fausses idées qui le torturaient sans cesse. Je combattis de mon mieux ses conceptions délirantes, je réussis après bien des soins à rendre M. G... à la raison et à la santé. »

XIV

De l'amour et de la volupté dans les tempéraments.

Influences diverses.

XIV

DE L'AMOUR ET DE LA VOLUPTÉ DANS LES TEMPÉRAMENTS

INFLUENCES DIVERSES

Les constitutions modifient souvent l'amour dans les deux sexes. L'homme sanguin, aux formes arrondies, à la coloration animée, au regard doux, ressent à un haut degré les aiguillons de la chair. Généralement doué d'un esprit mobile et léger, peu susceptible d'impressions durables, il n'a pas de constance, c'est-à-dire point de chagrins d'amour. C'est le séducteur-né du beau sexe. Souvent il charme par sa bonne mine, ses bonnes façons, sa parole chaude et persuasive, son regard doux et bon, ses allures franches et loyales. C'est quelquefois aussi dans ce type qu'on trouve ces *beaux hommes* insignifiants dont beaucoup de femmes raffolent.

Chez eux, l'habit, la correction de la tenue, l'élégance même, sont pour tout, à peu près, dans la séduction qu'ils exercent. Pour la dame c'est un bel officier, pour la cuisinière c'est un superbe troubade ! L'homme de cette constitution est incapable de fixer son cœur, plus son ardeur est brûlante, plus elle s'éteint rapidement. Il ne connaît de l'amour que les plaisirs et la volupté. Ce sont des hommes heureux pour eux-mêmes, mais nature malheureuse pour les femmes qui s'y laissent prendre.

Le bilieux est tout l'opposé du précédent. Doué d'une physionomie expressive, tout manifeste en lui la passion énergique et durable, les femmes ne le trouvent pas toujours bel homme, mais elles ne le dédaignent point cependant. Il les domine par sa puissance, elles sont en quelque sorte entraînées à l'aimer, car c'est chez lui qu'elles trouvent l'amour durable.

Cet homme ne recule devant aucun obstacle, il fait tous les sacrifices en amour, à condition qu'on réponde à son sentiment.

Il veut être aimé pour lui-même ; il est confiant, aussi peu jaloux tout d'abord ; mais si la jalousie s'empare de lui, il est terrible et est capable de toutes les vengeances dans son morne désespoir. C'est enfin le type de l'amour avec son bonheur et ses larmes, ses voluptés et ses tortures, ses sacrifices et sa fidélité.

Le mélancolique est frêle et grêle, sa faiblesse physique le rend défiant de lui-même, c'est l'homme aux rêveries pastorales ; à lui les ruisseaux et les sentiers ombreux et déserts; à lui le culte de la beauté inconnue et idéale. Il n'ose faire un aveu à une femme, mais en revanche, il en fait à l'espace, à la lune ! Il fait des vers pour celle qu'il adore, lui consacre toutes ses pensées, mais prend la fuite à son approche.

Les femmes ne recherchent guère cet amoureux transi ; mais s'il aime et qu'il trouve une femme qui l'aime, il ne la quittera plus.

Le lymphatique, doué d'une constitution molle et blafarde, est peu porté à l'amour. Il l'éprouve à peine comme un besoin physique ; comme sentiment il ne le comprend pas. Il est trop ami de sa tranquillité pour s'aventurer sur ce terrain. Il ne faut pas lui parler d'amour malheureux, de jalousie, de soupirs et de larmes, il n'admet pas de passion vive ; c'est un homme raisonnable. Il n'est ni vicieux, ni vertueux, il est ennemi des extrêmes, voilà tout, et traite de fous ceux que l'amour égare.

Chez les femmes, les mêmes différences ont lieu, mais d'une manière moins vive et moins marquée ; leurs constitutions ne sont pas aussi tranchées que chez l'homme.

Les femmes sanguines, lymphatiques, sont faites pour éprouver l'amour ; chez elles les sentiments sont fugaces et peu profonds. Il n'en e st pas ainsi chez la brune ; hardiment organisée, ses yeux noirs et perçants, ses traits expressifs, ses poses voluptueuses, tout en elle indique les passions ardentes. Son amour est durable, emporté et jaloux ; il brave les obstacles, les attaque et les renverse. Contrarié, méconnu et trompé, il s'emporte et se venge ; elle ne recule pas devant la vengeance audacieuse et perfide, à elle le vitriol et le revolver !

La blonde est pleine de tendresse et de sensibilité ; elle a davantage que la précédente ce qu'on rêve dans une femme, son visage est doux, sentimental, ses yeux craintifs, sa complexion délicate, sa taille svelte, sa peau blanche et fine. Elle exhale comme un parfum d'amour chaste ! Quand elle aime, elle est entièrement dévouée ; il semble qu'il lui faille peu de chose pour être heureuse. Mais malheureusement elle a peu de consistance dans le cœur et dans l'esprit. Incapable d'une résistance aussi énergique que la brune, elle est facilement accessible aux séductions, aux faiblesses qui conduisent à l'infidélité. Elle est naturellement obéissante et presque toujours victime de la dernière influence.

Quand la femme brune devient libertine, c'est par énergie ; quand la blonde le devient, c'est par nonchalance, laisser-aller.

Maintenant il faut bien dire que ce qui précède n'est pas loi absolue et générale ; il y a entre les femmes de ces deux types des variétés infinies qui viennent contrebalancer les défauts et les qualités.

Une brune peut avoir le cœur d'une blonde et réciproquement. Certaines blondes sont capables de toutes les roueries, de toutes les méchancetés, de toutes les audaces.

L'alimentation est une cause dont l'influence se fait sentir au plus haut degré par rapport à l'amour. Ceux qui mangent beaucoup, qui font usage de viandes succulentes, de vins généreux, sont plus portés à la volupté que d'autres. Ceux qui, au contraire, vivent de peu, sont moins esclaves de leurs sens. Mais chose remarquable, tandis que les premiers tout matériels n'éprouvent que des besoins physiques, les autres sont en proie aux tentations incessantes de l'imagination. Les personnes qui, par esprit religieux ou autrement, sont vouées à l'abstinence dans la nourriture, les convalescents, les habitants des cloîtres, tous ceux enfin chez lesquels le corps est affaibli sont tourmentés par les sollicitations de leur cœur et les convoitises de leurs sens.

Le froid dispose à l'amour physique, la chaleur aux affections sentimentales et à la débauche qui naît de la dépravation de l'esprit plutôt que de l'abus des organes. L'Asie est la terre classique de la volupté outrée et toutes les créations érotiques des poètes ont été enfantées dans ces régions. Le cœur s'ouvre aisément aux émotions voluptueuses au sein d'une nature où tout est charme.

Dans les frimas du Nord, le cœur acquiert une grande vigueur, mais rien ne vient flatter l'imagination qui reste froide comme le climat. Mahomet n'eût pas été écouté des habitants de la Russie en leur promettant les délices de son paradis, ses bosquets et ses ravissantes houris ; au contraire, il est probable qu'il eût réussi en faisant appel à l'intempérance, à l'amour de la bonne chère et des boissons spiritueuses.

C'est surtout chez les habitants des villes que l'amour s'exalte. Les fêtes, les bals, les spectacles y contribuent beaucoup. L'isolement des habitants des campagnes, l'absence de tout ce qui peut allumer le cœur et l'imagination les tiennent à l'abri des atteintes violentes de l'amour. Chez les paysans, ces sentiments sont étrangers, point de soupirs, point de larmes, point de peines morales, ils débattent le prix d'une femme comme celui d'un morceau de terre.

Les idées qu'ils ont de la beauté sont directement opposées à celle que l'on s'en fait dans les
villes ; ce qui la constitue à leurs yeux, c'est la
force du corps, la grosseur des membres, et
souvent la chose la plus flatteuse qu'on puisse
dire à une paysanne, c'est de la féliciter de sa
corpulence.

XV

L'amour idéal. L'amour matériel.

XV

L'AMOUR IDÉAL — L'AMOUR MATÉRIEL

L'amour constitue le fond de la nature humaine ; il est le moteur de toutes les actions, le principe de toutes les passions. On le découvre dans les voluptés du libertinage, dans les sensualités de l'intempérance, dans les fureurs de la colère, dans les défaillances de la peur, dans les molles quiétudes de la paresse, dans les agitations de l'ambition, dans les venins de l'envie, dans la violence de la jalousie.

L'amour, considéré au point de vue de l'homme et de la femme, est cette affinité secrète qui les attire l'un vers l'autre et l'attrait irrésistible des sens, qui les confond dans une union voluptueuse, afin de perpétuer l'espèce.

L'amour heureux, l'amour idéal, répand dans toute l'économie une chaleur douce, bienfaisante. Le cœur palpite à la vue ou à la seule pensée de l'objet aimé, la respiration est développée, interrompue par des soupirs, le timbre de la voix plus suave, le langage plus facile. Tout amant a de l'esprit, les pensées sont riches, variées, le langage plus persuasif ; l'amour est un délire qui donne la force, le courage, le génie et souvent la vertu à l'être faible, stupide et vicieux, si celle qui le fait naître l'exige.

L'amour malheureux entend sans comprendre, il regarde sans voir, ses idées se troublent, tout lui nuit, tout l'importune. C'est ainsi que cet amour devient presque toujours une passion, dans l'acception du mot. Un homme, par exemple, s'éprend d'amour pour une femme ; ou

bien elle refuse de le partager, ou elle abuse
traîtreusement de la passion qu'elle a allumée.
Cet homme l'aime quand même et malgré lui,
la raison lui démontre que cet amour est folie,
on lui prouve que cette femme le trompe et se
rit de lui, qu'elle l'entraîne à sa ruine, au dés-
honneur même !

Rien n'y fait, il ne peut s'empêcher de l'aimer.
Pourquoi ? Il n'en sait rien lui-même ? C'est
une obsession ; dès lors la volonté est para-
lysée, la raison bâillonnée, l'obsession reste
seule maîtresse et commande. L'amoureux
devient un véritable déséquilibré !

L'amour naît quelquefois brusquement : c'est
le coup de foudre ! Souvent il naît d'un regard,
c'est une sympathie magnétique en dehors
même de la volonté. D'autres fois, il naît len-
tement au sein d'une douce intimité. Mais nul
n'échappe à son empire ; en vain le cloître
enferme-t-il sous ses lourds verrous les vierges
timides, rebelles aux vœux de la nature ; en vain

le cénobite livre-t-il son corps aux macérations, les sensations viennent parler au cœur dans la cellule et jusqu'aux pieds des autels.

On trouve extraordinaire, dans un certain monde, ces orages qui grondent dans les cœurs de ceux qui s'abstiennent, et qu'ils soient en proie aux tentations. C'est qu'on ne réfléchit pas qu'on est soi-même blasé. La passion, a dit justement un penseur, est comme la vapeur dans une chaudière : si on lui ouvre les issues, elle s'échappe sans bruit, peu à peu ; pas d'efforts, pas d'orages intérieurs. Si on l'accumule, elle s'agite, elle bouillonne, elle devient terrible, elle cherche furieusement une issue, elle tend à briser les obstacles. La passion veut un essor naturel.

L'amour est aveugle, dit-on ; c'est de cet amour qui naît de la convoitise, que cela est surtout vrai. C'est alors une puissance matérielle et brutale qu'il exerce. Ces jeunes fous que la fougue de l'amour emporte, ne raisonnent plus, leur passion ferme les yeux sur tout ce qui ne s'atteint pas immédiatement. Une conformité de goûts pour les voluptés les pousse l'un vers l'autre, qu'importe tout le reste ; c'est ce qu'on appelle des mariages d'inclination. Mais bientôt ils s'aperçoivent que l'amour des sens est borné comme eux, plus il est violent, plus tôt il doit finir. Quand les sens ont ce qu'ils demandent, ils se reposent et cessent d'influencer l'esprit et le cœur. Aussi arrive-t-il que ces deux êtres intelligents, qui ont pris les aiguillons de l'amour charnel pour le véritable amour, voient se dévoiler les antipathies, les illusions tombent et le malheur reste avec l'indifférence.

L'amour purement matériel ne s'alimente que de ce qui est matériel ; l'amour vrai, né de la sympathie, produit un amour solide. Il y a bien plus à espérer d'un amour qui commence par l'estime et l'amitié, que de celui qui commence par l'amour même.

Comme nous l'avons déjà dit, l'amour s'éteint chez les animaux aussitôt la reproduction assurée. Chez l'homme, l'amour physique meurt dans la jouissance, et quand le sentiment qui l'accompagne dure plus longtemps, c'est qu'il repose sur des bases plus solides, telles qu'une profonde estime, une amitié, des qualités réelles ou supposées de l'objet aimé. Chez la femme l'amour augmente même par les faveurs qu'elle accorde ; tant qu'il dure, il est plus excessif que celui de l'homme.

Si l'amour répond au besoin de la reproduction, il est aussi un besoin de la vie sociale, et par cela même il doit être *normal*, c'est-à-dire qu'à côté de l'amour physique, il doit s'élever un sentiment d'affection du côté des qualités morales. Quand il en est ainsi l'amour physique dure bien plus longtemps que lorsqu'il existe seul.

L'amour physique, l'amour sensuel considéré isolément, finit quand il a rassasié ses lèvres à la coupe de la volupté. Le plus profond oubli lui succède, et ses liens, qu'on disait éternels, laissent à peine un souvenir dans la vie.

Le roi Salomon n'a-t-il pas dit :

« J'ai permis à mon cœur de jouir de toutes sortes de plaisirs, et de prendre ses délices dans tout ce que j'avais préparé, et j'ai reconnu qu'il n'y avait que vanité et affliction d'esprit dans toutes ces choses, et que rien n'est stable sous le soleil. Les lèvres de la femme sont douces comme le miel, mais la fin en est amère comme l'absinthe ! »

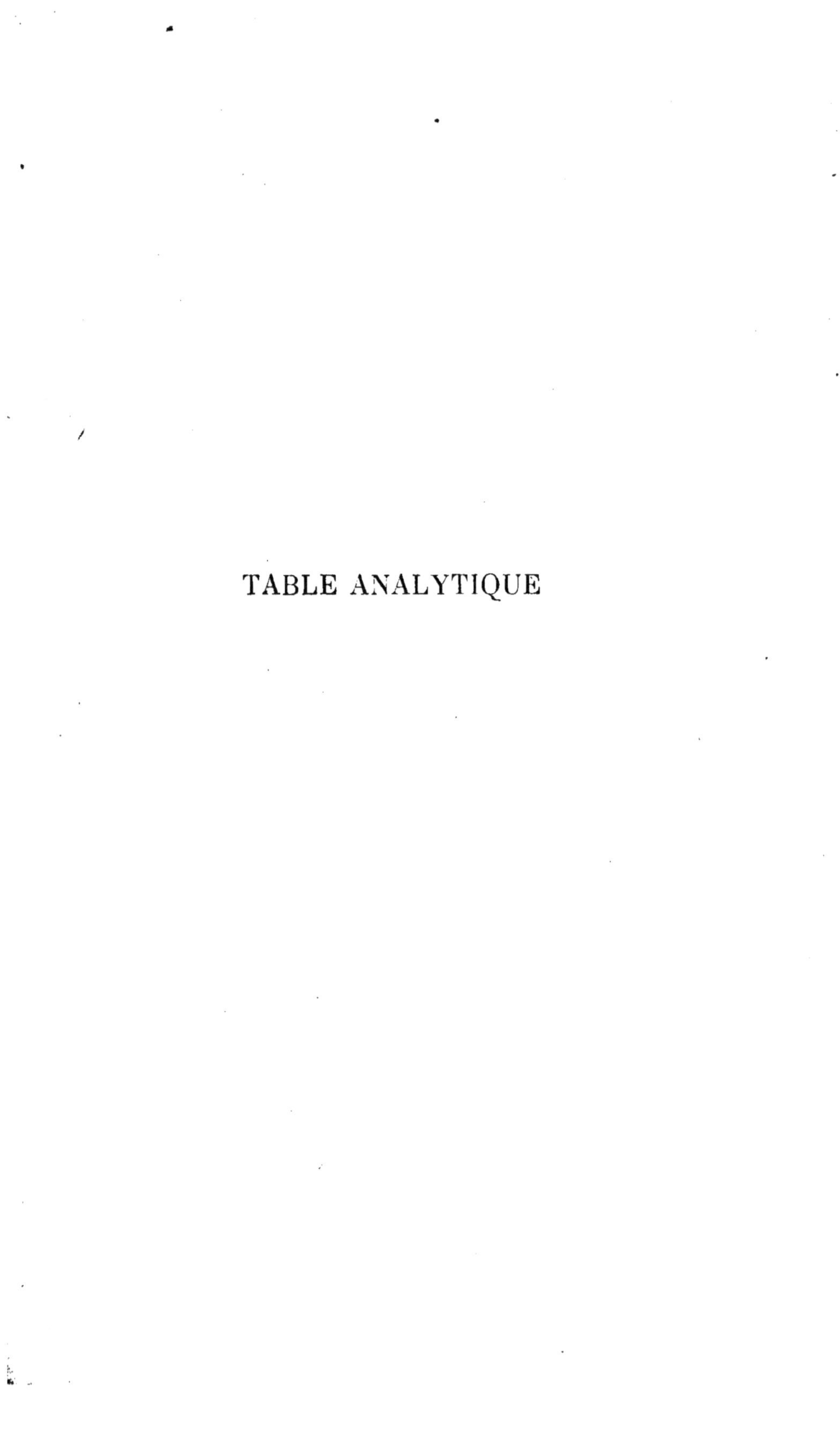

TABLE ANALYTIQUE

TABLE ANALYTIQUE

IMPRIMERIE F. DEVERDUN, BUZANÇAIS (INDRE).

Collection
Orchidée

OUVRAGES ILLUSTRÉS PAR LA PHOTOGRAPHIE
D'APRÈS NATURE

Le Volume, in-18 jésus.................. **3 fr. 50**

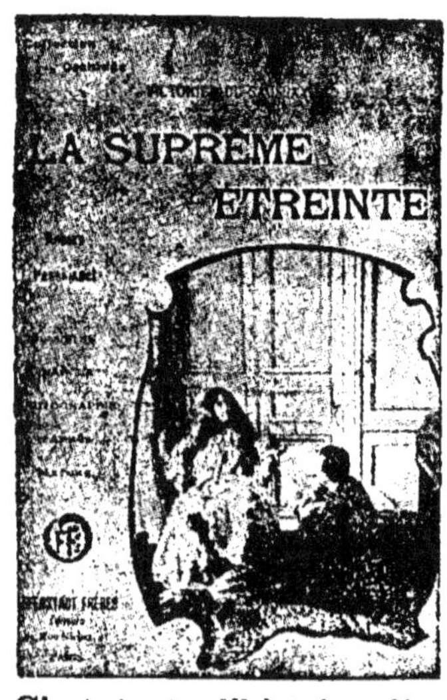

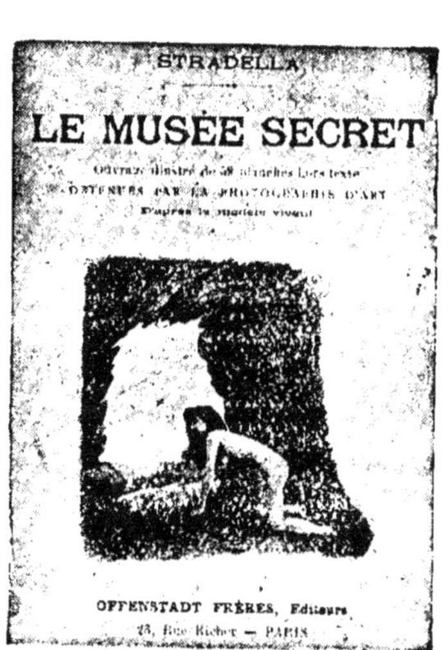

C'est toute l'histoire d'une femme, qui se déroule dans le charme et la séduction.

C'est aussi la revue des pires caprices féminins et la description de tout ce que peut faire commettre une imagination torturée par le besoin d'aimer.

Livre d'un intérêt tout particulier où, à côté des tableaux gracieux ou sensuels des amours mythologiques de Pasiphaé, de Biblis, Léda, Psyché, etc., figurent des études sur les mœurs de Cythère et de Lesbos.

15

COLLECTION ORCHIDÉE

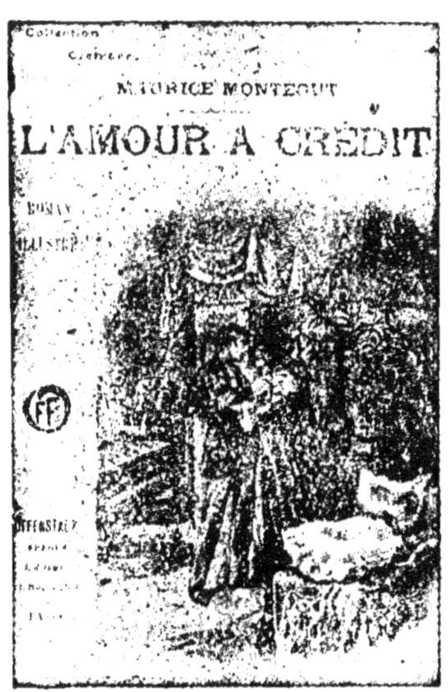

C'est un ouvrage de passion et d'amoureuses ardeurs qui empoigne le lecteur, le captive, le charme.

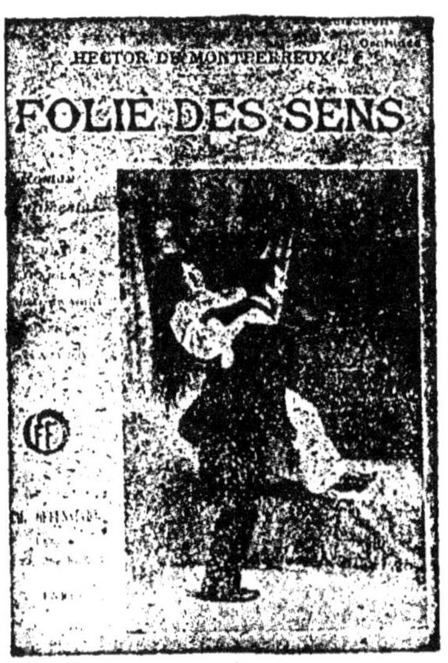

Roman sensuel et dramatique de la démence amoureuse soufflée sur les sens par un vent de folie.

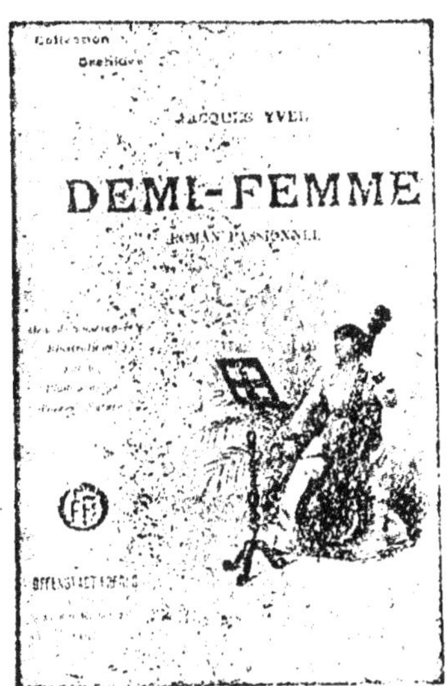

C'est un roman curieux et bizarre. L'héroïne, amoureuse d'un jeune artiste, épouse cependant un homme qu'elle n'aime pas; mais elle ne se livre ni à l'un ni à l'autre, car elle n'admets pas l'amour charnel.

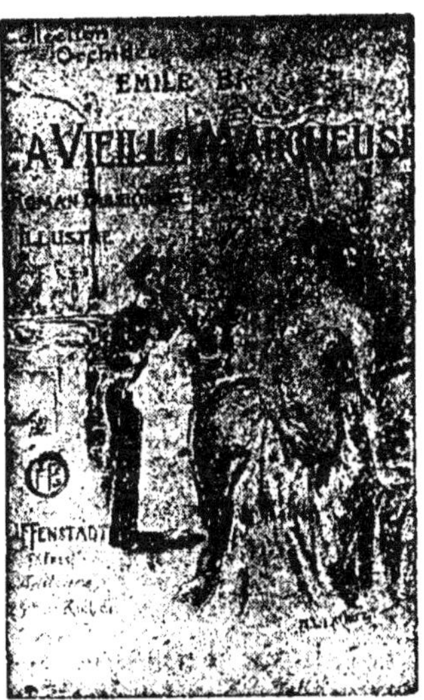

Ancienne courtisane blasée à la recherche de sensations nouvelles, la vieille marcheuse les éprouve avec de petits jeunes gens que lui fait connaître un ami de son mari, homme aux mœurs étranges et ignobles.

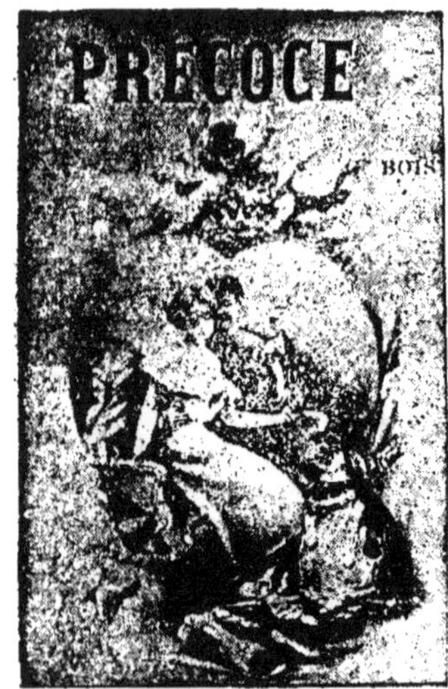

C'est l'histoire d'une jeune fille trop bien douée pour l'amour qui profite des leçons d'une tante jeune et passionnée.

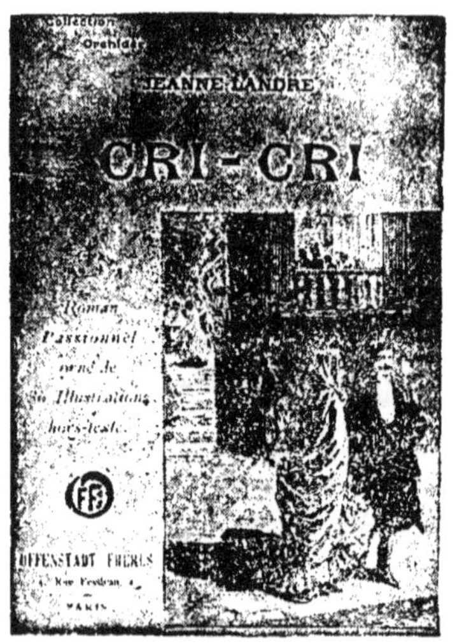

C'est l'histoire toute d'intrigues amoureuses, de scènes d'ardentes volupté où l'héroïne nous dévoile la vie aventureuse de la jolie danseuse.

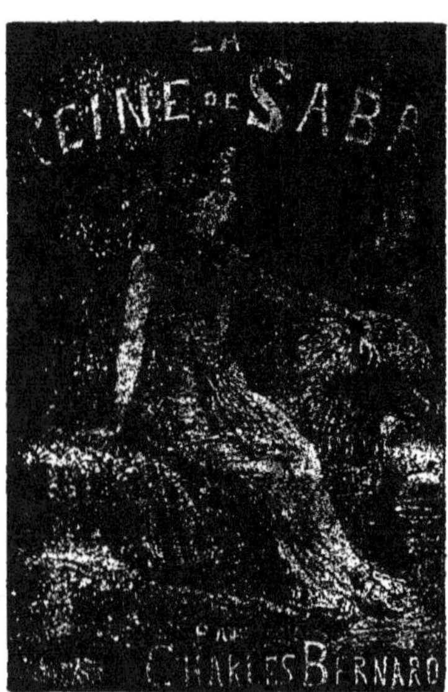

C'est la réalité dans toute sa crudité et dans son érotisme.

En un mot, c'est l'histoire de la Reine de Saba, de ses mœurs inouies, de ses insatiables désirs de volupté raffinée.

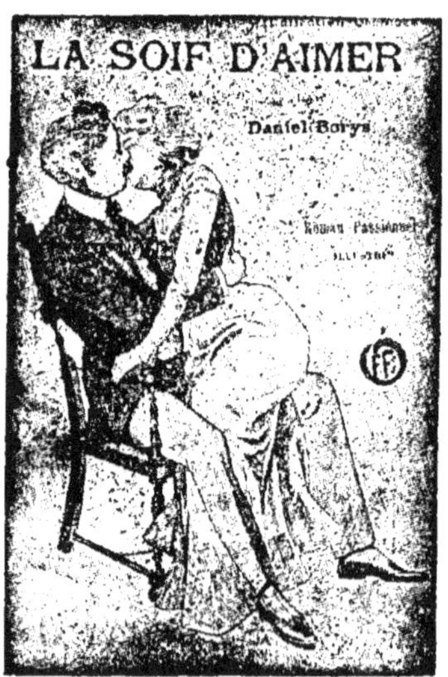

C'est une tragique et troublante histoire d'amour qui révolutionna le monde de la Riviéra. Les noms sont maquillés, mais non pas les scènes de volupté.

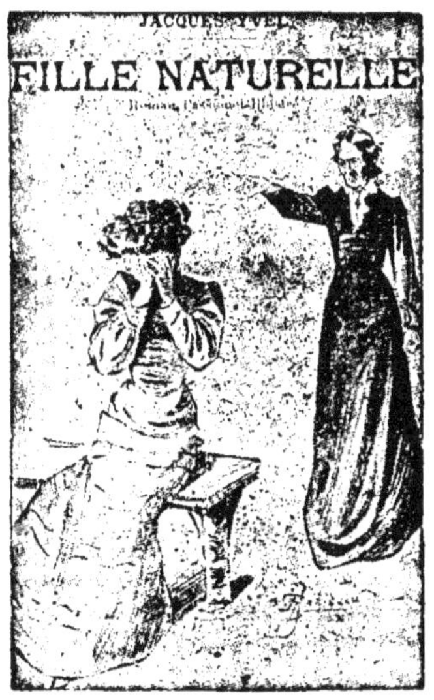

C'est une histoire invraisemblable et cependant véridique, une histoire d'amour étrange et d'épisodes suggestifs qui a défrayé le chômage il y a quelques années.

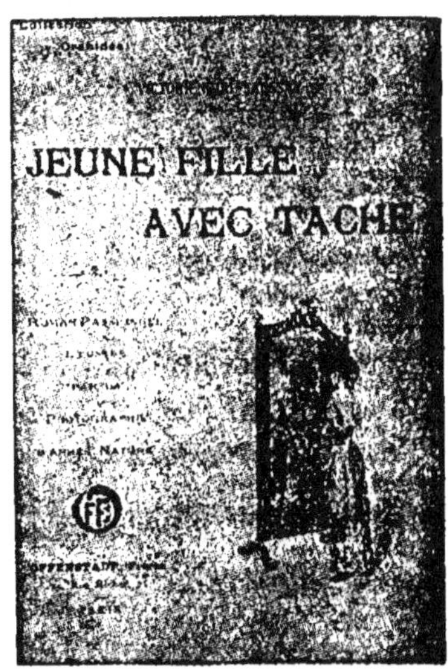

Ce livre est une longue complainte amoureuse, tout un opéra de baisers et de chansons d'alcôve. Les plus farouches passions y sont décrites avec réalisme.

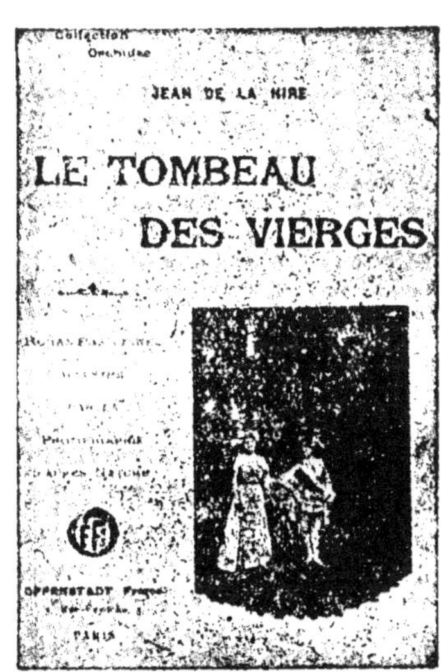

Cet ouvrage est extrait de mémoires authentiques. Scènes de la vie débauchée et corrompue du règne de Louis XV.

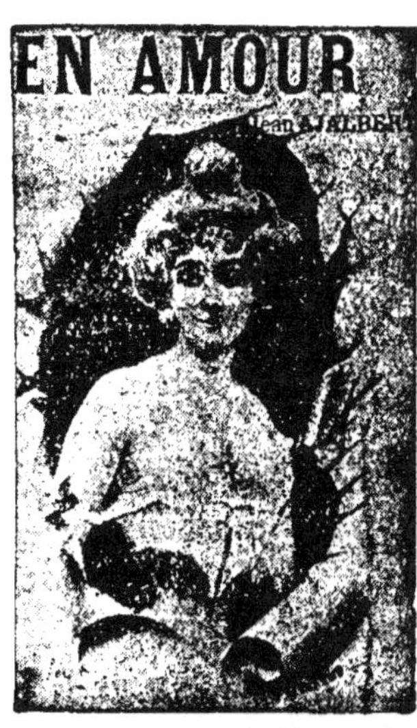

C'est l'histoire d'une jeune fille séduite qui, dans les bras de son amant, savoure la volupté et devient hérétique.

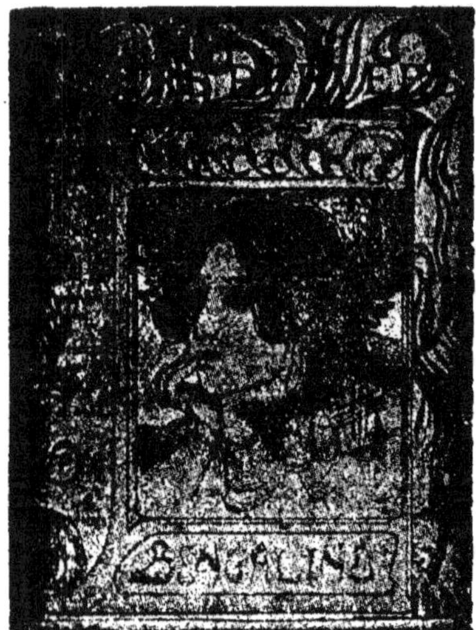

Etude de mœurs parisiennes aux dessous étranges, se passant dans des milieux de vice. Idylle charmante aussi, pleine de jeunesse et de soleil, voire de passion.

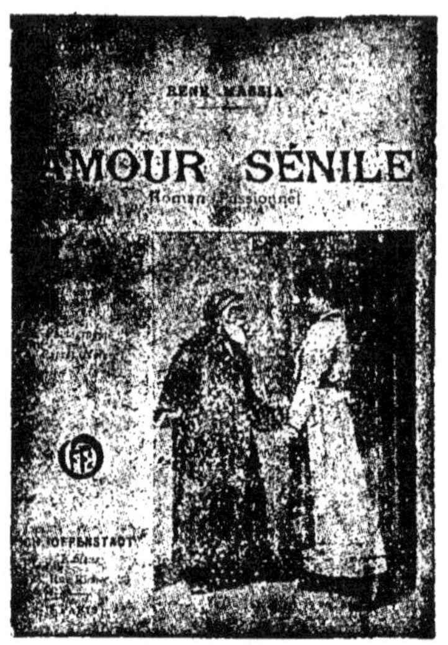

Œuvre de sensualité aiguë, étude de la passion exacerbée d'un vieillard quasi-impuissant et quand même agité de désirs fous pour une jeune fille que la pauvreté et une mère indigne lui livrent.

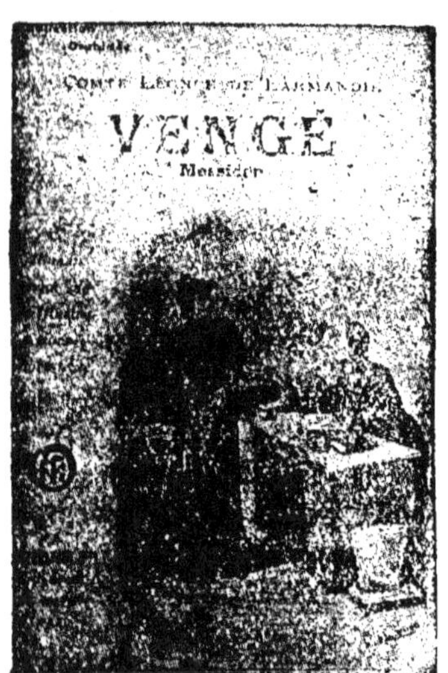

Roman mystérieux et troublant, du plus vif intérêt et d'un récit réellement bizarre.

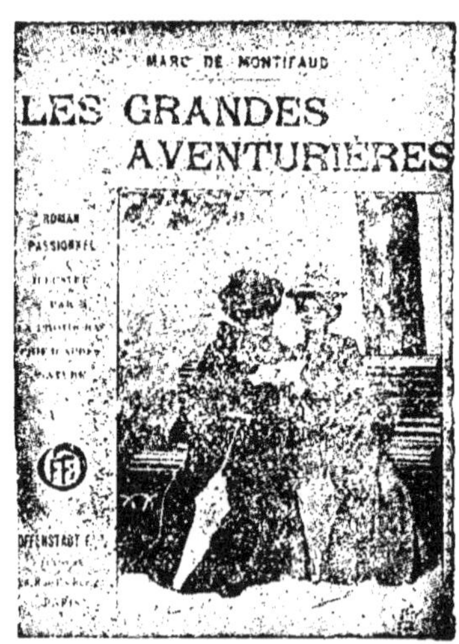

Roman troublant et grisant gracieux dans sa forme. C'est une intrigue palpitante qui fait frémir et qui charme.

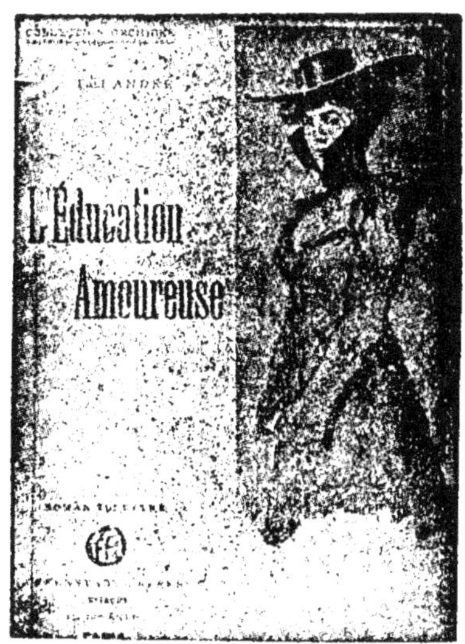

C'est un ouvrage très vivant d'un réalisme absolu ; le titre dispense de tout autre commentaire.

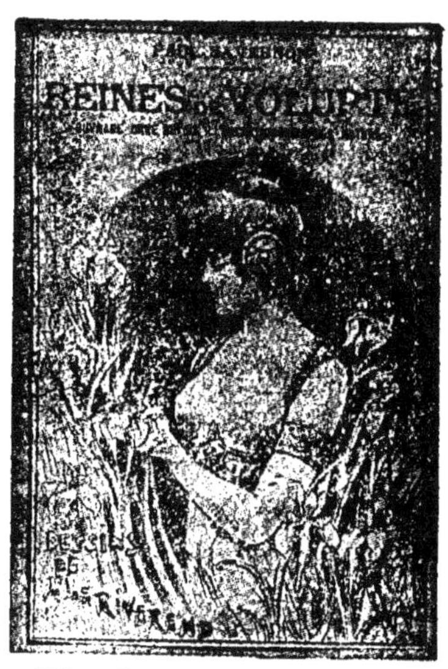

Histoire suggestive des amantes célèbres de l'antiquité jusqu'à nos jours.
50 planches hors texte.

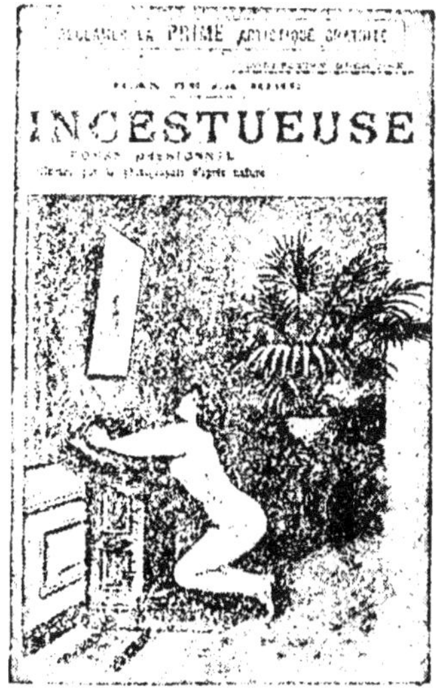

C'est un ouvrage palpitant de sensualité. C'est le problème troublant des amours interdites, de la passion d'un frère pour sa sœur.

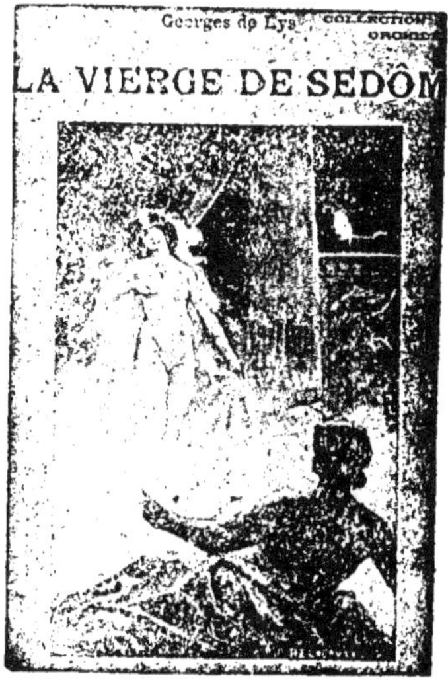

C'est l'évocation de la ville des pires vices ; c'est l'histoire de deux êtres vertueux se débattant parmi les crimes et la débauche.

COLLECTION ORCHIDEE

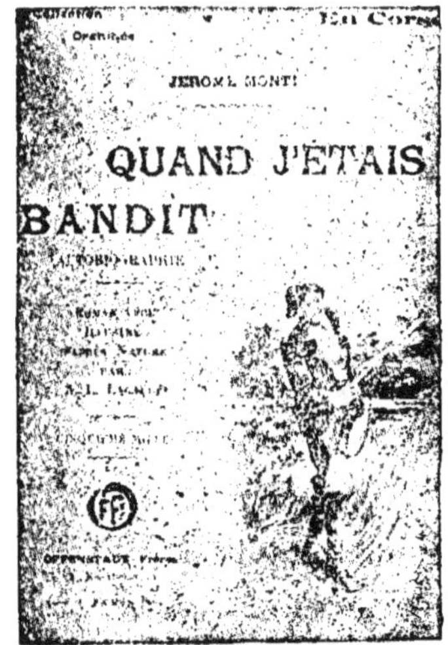

Roman vécu par l'auteur, qui fait le récit de ses aventures et de ses amours dans le maquis, où il se réfugia, après avoir tué son rival.

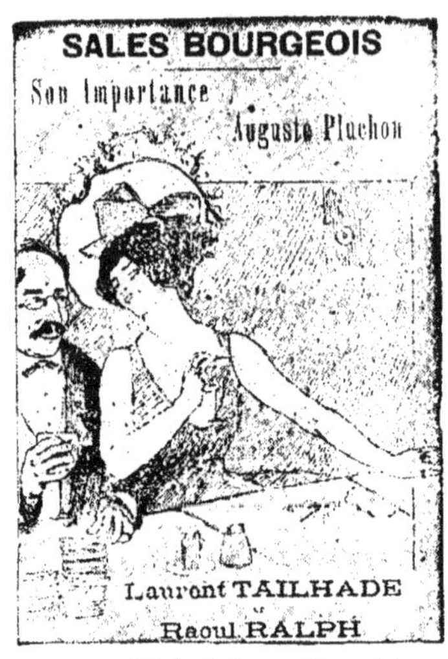

C'est l'histoire d'un bourgeois hypocrite et paillard, dont la mort qui le frappe dans une maison de tolérance résume bien sa vie.

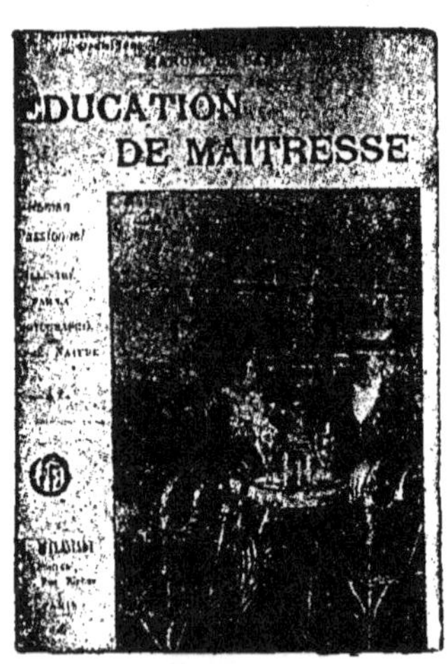

Etude vivante et vécue de l'initiation et de l'éducation du cœur et des sens ; drame intime de passion et d'amoureuse débauche.

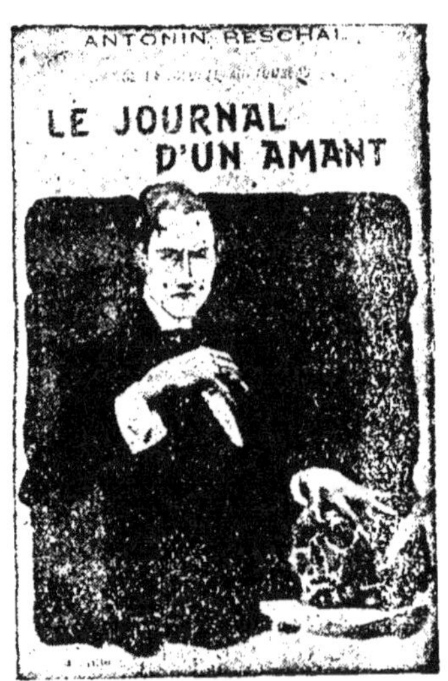

Dans cette œuvre terrible, l'auteur fait passer sous les yeux du lecteur les crises, les frissons tour à tour de joie, d'horreur ou de volupté de son héros.

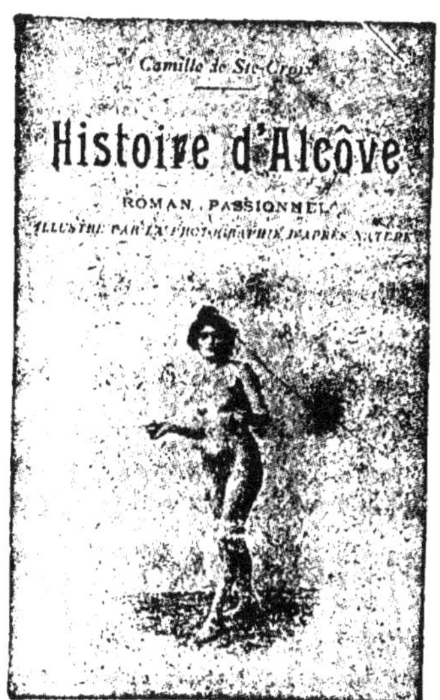

Dès la première page, ce roman captive le lecteur par l'immense intérêt du récit et la forme littéraire de l'ouvrage.

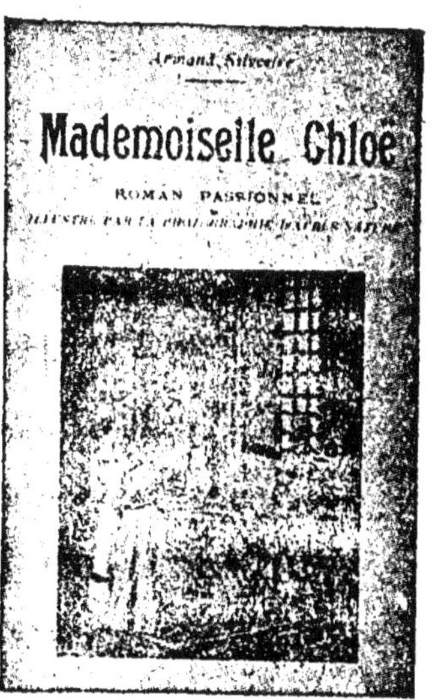

Roman simple mais touchant, tel que l'auteur, regretté de tous, savait en composer, avec art et talent.

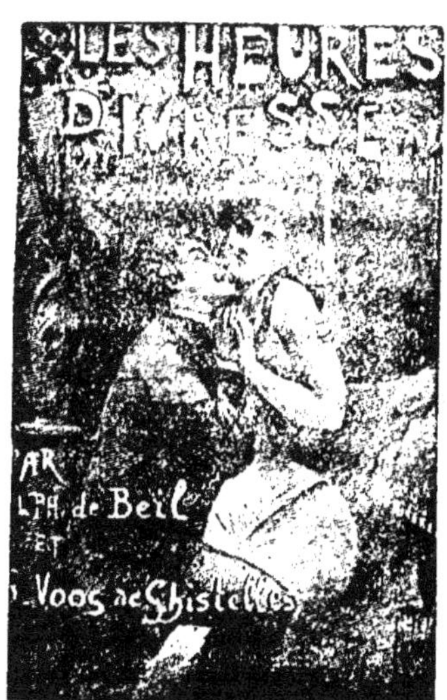

C'est un livre charmant, plein d'émotions agréables qui provoquent une multitude de sensations délicieuses et inattendues.

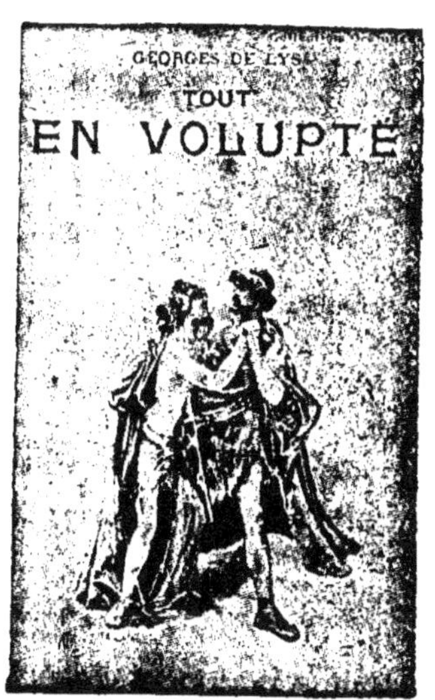

C'est une merveille d'édition et un bijou de littérature. La passion et l'ardeur amoureuse y sont chantées et glorifiées.

COLLECTION ORCHIDÉE

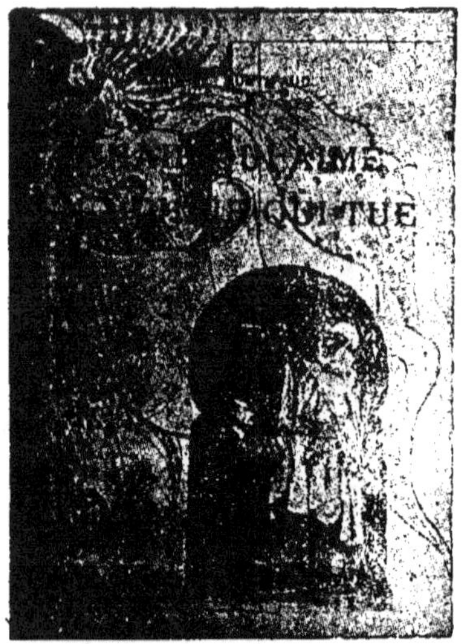

C'est un roman au harem. Scènes de voluptés ardentes, de cris d'angoisse et de désirs passionnés.

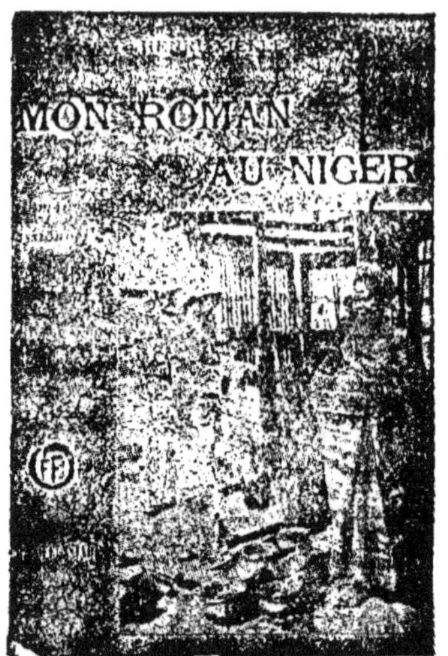

Roman passionnel d'aventures amoureuses et dramatiques vécues par un officier de l'infanterie de marine.

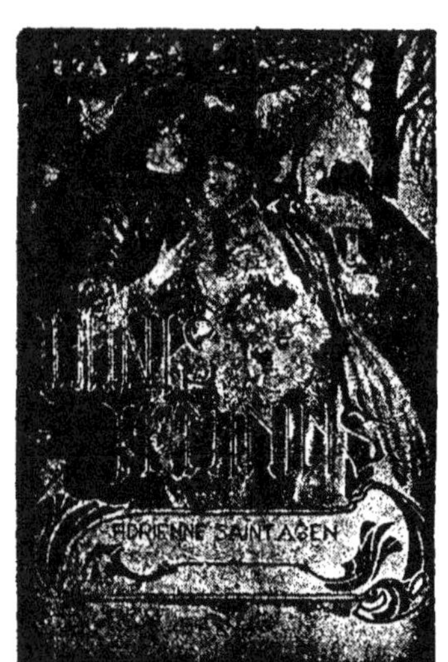

Étude prise sur nature d'une des formes les plus perverses de la passion amoureuse, dramatisée par l'intrigue d'un roman absolument émouvant et suggestif.

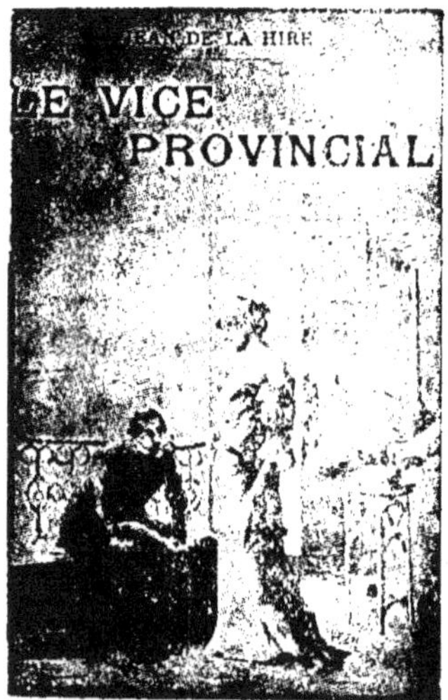

Livre téméraire et profond, qui fouille cruellement les âmes corrompues des petites villes de province. Deux amants parisiens y mettent la poésie voluptueuse de leur libre amour.

15.

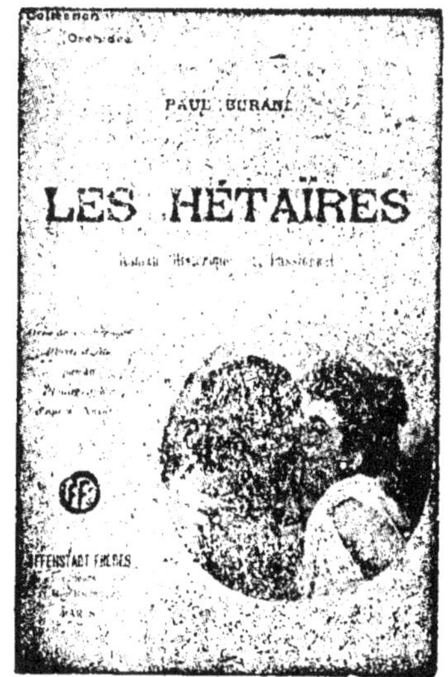

C'est l'odyssée des amours grisantes et violentes des filles de Grèce. C'est un livre qui veut être lu sans interruption.

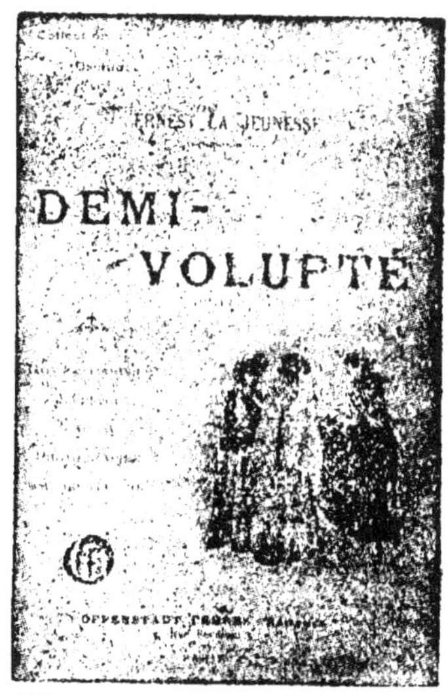

C'est un roman d'adultère qui se déroule en pleine vie parisienne et qui se termine d'une façon bien inattendue.

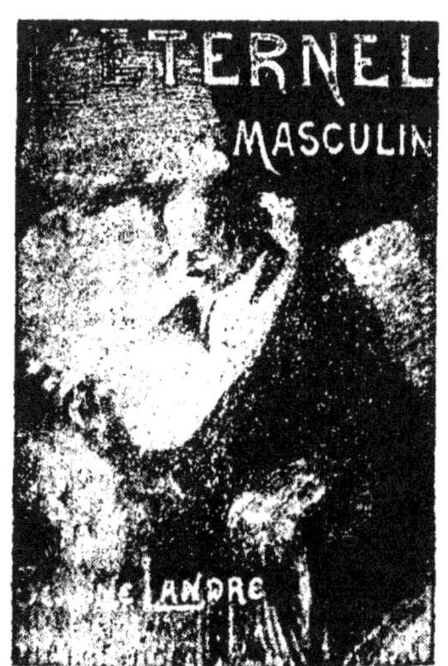

C'est le livre d'une passion agrippante et inguérissable, la folie de tout l'être et la haine implacable après les spasmes d'amour.

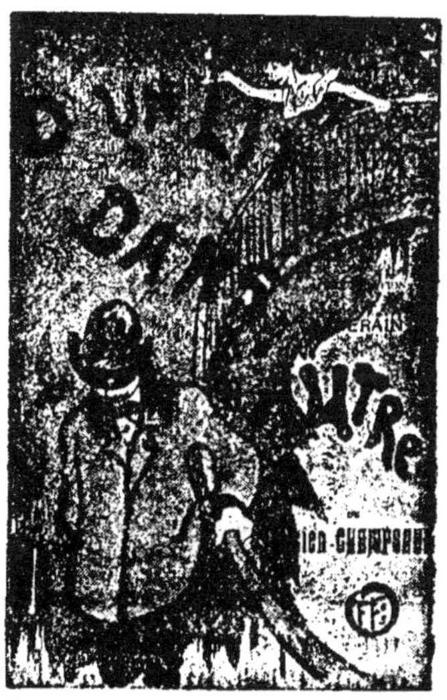

Ce livre est le vivant tableau de son titre. Il laissera des doutes cruels dans les âmes torturées par l'obsédant désir.

LE CHICHI

ALBUM GRAND FORMAT

Orné de 75 illustrations
suggestives
obtenues par
la Photographie
d'après nature.

PRIX : **1** FRANC

OFFENSTADT ET Cie

39, rue de Trévise, PARIS

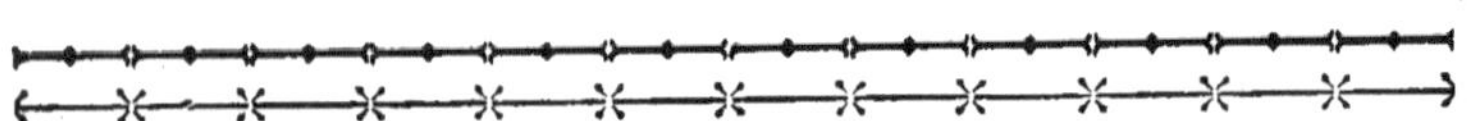

ALBUMS

de

LA VIE EN CULOTTE ROUGE

A Paraître prochainement

Le 4ᵉ Album

CULOTTES ROUGES
& PANTALONS BLANCS

Le 5ᵉ Album

CUIRASSES & CORSETS

Prix de chaque Album : 1 fr. 50

Ces 2 Albums contiendront chacun :

- **160** pages
- **80** contes
- **300** illustrations

OFFENSTADT & Cⁱᵉ, 39, rue de Trévise

— PARIS —

CHARLES MONTFORT

Le Journal d'une Saphiste

ROMAN PASSIONNEL

Ornè de nombreuses illustrations suggestives

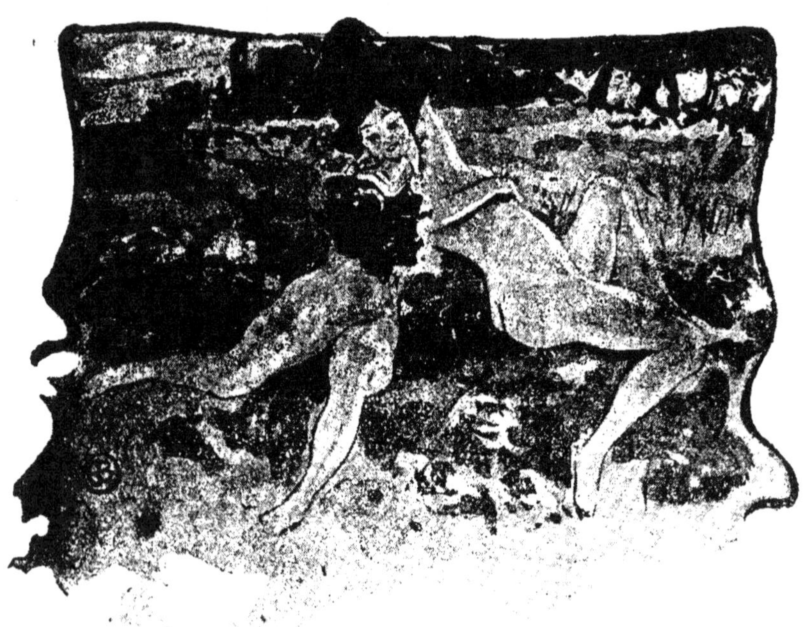

PRIX : 3 FR. 50

CHARLES OFFENSTADT, ÉDITEUR

39, rue de Trévise, PARIS

NOUVELLE LIBRAIRIE MÉDICALE
39, rue de Trévise, à Paris

Collection à 1 franc le volume

N° 3

L'ONANISME CHEZ L'HOMME

Historique. — Les causes — L'onanisme solitaire. — L'onanisme en commun. — Manualisation. — Onanisme buccal. — Caractère des masturbateurs. — Influence de l'onanisme sur les facultés intellectuelles. — Ses effets sur le système nerveux. — Maladies engendrées par l'onanisme. — Amaigrissement, névralgies, palpitations, apoplexie, paralysie, satyriasis, pertes séminales, impuissance, stérilité, perte de la vue et de l'ouïe. Abrutissement général.

N° 4

La Masturbation chez la Femme

Le saphisme. — Le clitorisme. — La masturbation par des corps étrangers, par frottements. — Les ménages de tribades. — Leur jalousie. — Le dégoût de l'homme, la prostitution chez les tribades. — Lettres de thribades. — Les maisons clandestines d'amour lesbien. — Les tribades intermittentes. — Les désordres de la masturbation. — Fureur utérine. — Leucorrhée. — Métrite, stérilité, affections nerveuses, troubles de l'intelligence. — Déformation des organes féminins. — Sodomie chez la femme. — Le saphisme bestial.

N° 5

LA PÉDÉRASTIE

La prostitution pédéraste, le chantage, exemples. Les mœurs des pédérastes, caractères extérieurs. — Pédérastes actifs et passifs. — Observations médico-légales. — Les signes de la pédérastie. — Déformations de l'anus et de la verge. — Les uranistes dans la société. — Leur caractère morbide. — Perversion et perversité. — Le dégoût de la femme. — Les invertis-nés et les invertis occasionnels. — Les causes.

N° 6

L'AMOUR ET L'ACCOUPLEMENT

Les organes génitaux de l'homme et de la femme, leur description et leurs fonctions. — Le sperme. — Les ovaires et l'ovulation. — La puberté et la nubilité. — Le mécanisme du coït. — La volupté. — L'appétit vénérien. — Modes divers d'accouplement. — La recherche de la volupté. — L'orgasme vénérien. L'éjaculation.

NOUVELLE LIBRAIRIE MÉDICALE

39, rue de Trévise, à Paris

Collection à 1 franc le volume

N° **7**

LA PROCRÉATION

Le mécanisme de la fécondation, rencontre du sperme et de l'ovule, leur fusion, le germe, historique de la question. — Théories anciennes. — Moment propice à la fécondation. — La grossesse, signes certains ou incertains. — Début, progression. — Indication des sexes. — L'accouchement, les douleurs. — Description et terminaison. — L'accouchement chez tous les peuples, postures et pratiques. — Les jumeaux. — Comment se forment les monstres. — Les envies, ce qu'elles sont. — Nains et géants. — Cas d'enfants extraordinaires.

N° **8**

LA MENSTRUATION

La matrice et les ovaires, apparition des règles, causes des règles, l'ovule et l'ovulation, chute de l'ovule, congestion des organes, durée des règles, complications. — L'âge critique, son début, son caractère. — Accidents et maladies. — Influence de l'âge critique sur l'économie générale.

NOUVELLE LIBRAIRIE MÉDICALE
39, rue de Trévise, à Paris

Collection à 1 franc le volume

N° 9

Impuissance et Stérilité

L'impuissance chez l'homme, par défauts de désirs, par dégoût, par défaut d'érection complète, par défaut de conformation. — Stérilité par défaut d'éjaculation, par absence de spermatozoïdes. — Impuissance chez la femme par vaginisme, par vice de conformation. — Stérilité occasionnelle et momentanée, absence de règles par maladies.

N° 10

L'HERMAPHRODISME

Définition et variétés. — Historique. — Les neuf sortes d'hermaphrodisme. — Malformation masculine et féminine. — Exemples. — Formation des hermaphrodites. — Les hermaphrodites devant la loi. — Mariage. — Erreur de personne. — L'état-civil des hermaphrodites. — Erreur de déclaration. — Les cas célèbres. — L'appétit sexuel chez les hermaphrodites. — L'infantilisme. — Arrêt de développement. — Le féminisme. — L'homme-femme. — La femme-homme. — Les Gynécomastes ou mamelle avec sécrétion lactée. — Types de Gynécomastes. — Arrêt du développement des testicules. — Exemples.

NOUVELLE LIBRAIRIE MÉDICALE
39, rue de Trévise, à Paris

Collection à 1 franc le volume

N° 11

LA PERVERSION SEXUELLE

Définition de la perversion. — Les variétés. — Le fétichisme. — Les fétichistes et leur caractère, la passion du mouchoir, des bottines, des cheveux, des vêtements féminins, des bonnets de nuit, des tabliers, des morceaux de draps, etc. — Le masochisme. — L'amour des coups et de la domination féminine. — Les passionnés des excrétions féminines, de la sueur, des mucosités nasales. — Les buveurs d'urine, les stercoraires, les lécheurs de pieds. — Le sadisme. — Les sanguinaires et les tortionnaires. — Les éventreurs de femme. — Exemples célèbres. — Les nécrophiles et les vampires. — Déterreurs de cadavres, le viol des mortes. — Bestialité. Exemples de ce vice.

N° 12

LA VIRGINITÉ

L'hymen, situation, formes et anomalies. — Signes de la virginité. — L'hymen n'est pas une certitude. — L'hymen élastique. — Sa persistance après le coït et après l'accouchement. — La défloration chez les peuples d'Orient. — L'infibulation. — La défloration criminelle. — Attentats, viol dans l'hypnotisme et dans le somnambulisme, le chloroforme. — Simulations de viol et coups montés. — Médecine légale. — La continence et la chasteté. — Effets contraires produits par la continence. — Exemples d'abus de chasteté. — Le célibat, maladies produites par le célibat forcé, son immoralité, sa contradiction avec les lois naturelles.

NOUVELLE LIBRAIRIE MÉDICALE
39, rue de Trévise, à Paris

Collection à 1 franc le volume

N° 13

L'HYSTÉRIE

Son histoire. — Les hommes hystériques. — Caractère de l'hystérie, sa fréquence et ses causes. — Ses degrés. — Ses accès, débuts et durée. — Observations. — La folie hystérique, définition et caractère — La Salpêtrière. — Cas célèbres.

N° 14

L'Hypnotisme

Son histoire. — Les magnétiseurs. — Le somnambulisme. — Les hystériques et l'hypnotisme. —Sujets hypnotisables. — Procédés employés pour produire la léthargie, la catalepsie et la contracture. — Curieux exemples de ces divers états. — La suggestion, l'hypnotisé assassin, son réveil. — Oubli complet de l'acte. — Obéissance passive. — L'hallucination. —Curieuses observations.

NOUVELLE LIBRAIRIE MÉDICALE
39, rue de Trévise, à Paris

Collection à 1 franc le volume

N° 19

LES MORPHINOMANES

Les Fumeurs d'Opium

La morphine. — Ses effets. — Causes de la morphinomanie. — Habitude acquise. — Souffrances. — Délices et voluptés. — Exaltation et dépression vitales. — Désordres du système nerveux. — Les hystériques et la morphinomanie. — Désordres intellectuels. — L'appareil sexuel. — L'opium en Orient. — Mangeurs et fumeurs d'opium. — Mangeurs d'opium en France. — L'opium des fumeurs. — Sa préparation. — La pipe et la manière de s'en servir. — Effets de l'opium sur l'homme et les animaux. — Sommeil, rêves. — Ravages de l'opium.

N° 20

Le Mariage et son Hygiène

Du mariage au point de vue sexuel. — Puberté et nubilité. — Danger de la précocité. — L'âge de la fécondité. — Mariages consanguins et le résultat de la conception. — L'amour physique dans le mariage. — Première nuit de noce. — Le vaginisme. — Les fins du mariage. — Les fraudes conjugales. — Variétés. — Leurs dangers. — Exemples. — L'hygiène des sexes. — Le coït dans la grossesse. — Possibilité d'avortement. — Le coït dans l'âge critique. — Hygiène de l'âge critique.

aux pays d'Orient ; Les débauches du moyen âge ; Républiques italiennes ; Les papes ; En France ; Effet moral de l'apparition de la vérole ; Résultat néfaste de la débauche sur les grands.

V. LA VOLUPTÉ DANS SES RÉSULTATS SUR LA SANTÉ ET LA VIE HUMAINE. — La lâcheté et la férocité engendrée par la volupté ; Effets des abus voluptueux sur la fécondité ; Le sperme stimulant de l'économie générale ; La femme plus voluptueuse que l'homme.

VI. CHASTETÉ ET CONTINENCE. — Impuissance temporaire ; La chasteté absolue ; Le célibat contraire à la femme ; L'abus des fonctions génitales et l'intelligence ; L'érection rebelle à la volonté.

VII. RAPPORTS DES SENS AVEC LES ORGANES GÉNITAUX. — Le toucher, influence des caresses ; L'odorat, effets voluptueux des parfums et de certaines excrétions ; Le goût ; Les baisers ; Aberrations singulières de ce sens.

IX. LA VOLUPTÉ ET LA PUDEUR. — La pudeur sert de frein à la violence ; Fragilité de la pudeur ; La pudeur excite la volupté et la prépare ; Dispositions nécessaires à la conservation de l'espèce.

XII. LA FÉCONDATION ET LA VOLUPTÉ. — Les cinq groupes des actes de la génération ; La volupté n'est pas nécessaire chez la femme.

XIII. AFFECTIONS MORALES : PEINES D'AMOUR. — La jalousie chez l'homme et chez la femme ; Jalousie intéressée ; Nymphomanie et érotomanie consécutives à la jalousie ; Exemple d'érotomanie ; Erotomanie mystique ; La monomanie du suicide ; Observation médicale.

XIV. AMOUR ET VOLUPTÉ DANS LES TEMPÉRAMENTS ; INFLUENCES. — L'homme sanguin ; Le bilieux ; Le mélancolique ; Le lymphatique ; La femme lymphatique sanguine ; La blonde et la brune ; Variétés dans les types ; Influence de l'alimentation ; Influences climatériques ; Les citadins et les paysans.

XV. AMOUR IDÉAL, AMOUR MATÉRIEL. — L'amour dans les passions ; L'amour dans la vie sociale et l'amour purement physique.

Franco contre mandat-poste de 4 francs

Almanach de la Vie en Culotte Rouge

TEXTE ET ILLUSTRATIONS ABSOLUMENT INÉDITS

Les Douze mois de l'année : 1. *Le tirage au sort ;* 2. *Le Carnaval ;* 3. *Le conseil de révision ;* 4. *Le concours hippique ;* 5. *Les écoles à feu ;* 6. *La baignade ;* 7. *La revue ;* 8. *La marine ;* 9. *Les grandes manœuvres ;* 10. *La rentrée au bahut ;* 11. *L'arrivée des bleus au quartier ;* 12. *La promotion de fin d'année* (ravissantes et suggestives compositions de Dam). — **Les Etrennes d'Irma ; On danse chez la commandante ; En carême ; Les œufs de Pâques de Lisette ; Au joli mois de mai ; Histoire de pêche ; Flirt de plage ; Les vacances d'Emmanuelle ; Garden Party ; Le pipo de Ponnette ; Habits et culottes rouges ; Les arrêts de M. Faribolle** (douze contes inédits et illustrés, un conte pour chaque mois de l'année, par Michel Savon, illustrations de Mas). — **LA CULOTTE ROUGE A TRAVERS LES AGES,** *histoire de l'amour en culotte rouge depuis les temps préhistoriques jusqu'à nos jours* (joyeux et passionnel récit de Bénézit, accompagné de nombreuses illustrations par L. Le Riverend). — **Le porte-étendard,** *poésie* (conte en vers d'amour militaire, par Michel Savon, illustré par E. Chamonin). — **Les amours du petit caporal racontées par le grenadier La Ramée** (fantaisiste épopée amoureuse de Napoléon Ier, par Bachmann, nombreuses illustrations de Lacarrière). — **ARMEES ET AMOURS EUROPEENNES** (douze pages superbes d'illustrations par Ch. Morel). — **Rendez-vous** (poésie de Coq-Hardy, illustrée par P. d'Espagnat). — **Carrière d'amour,** *histoire amoureuse d'un officier à travers ses diverses promotions* (texte par Vatenguerre, illustrations de L. Chamonin). — **La Culotte Bouge,** *chanson gauloise* (poésie de E. Bénézit, illustrée par E. Mas). — **Généalogie,** *nouvelle suggestive* (texte par Jean Grivois, illustrations de P. D'Espagnat). — **LES CONCOURS ILLUSTRES de la VIE EN CULOTTE ROUGE : I.** Le plus heureux des trois ; **II. A qui la culotte ? ; III. Trouvez la légende ; IV.** Le tir à la cible (250 prix d'une réelle valeur et absolument originaux).

128 pages. — Superbe Couverture en 8 couleurs. — 147 illustrations

PRIX : 0 fr. 75 (*Envoi franco contre* **1** franc.)

Collection Orchidée

Romans passionnels illustrés de nombreuses gravures obtenues par la photographie d'après nature.

Prix du Volume : 3 fr. 50

DERNIÈRES NOUVEAUTÉS

JEAN DE LA HIRE

LE SANG DES GRENADES

FRANCIS LEPAGE

LES FAUSSES VIERGES

CHARLES OFFENSTADT, ÉDITEUR

39, *rue de Trévise, PARIS*

www.ingramcontent.com/pod-product-compliance
Lightning Source LLC
LaVergne TN
LVHW021538170726
843501LV00004B/1109